Md. Mofazzal Sharif

Índice de gravidade da TC modificado na pancreatite aguda

Índice de gravidade da TC modificado na pancreatite aguda

Md. Mofazzal Sharif

Índice de gravidade da TC modificado na pancreatite aguda

ScienciaScripts

Imprint

Any brand names and product names mentioned in this book are subject to trademark, brand or patent protection and are trademarks or registered trademarks of their respective holders. The use of brand names, product names, common names, trade names, product descriptions etc. even without a particular marking in this work is in no way to be construed to mean that such names may be regarded as unrestricted in respect of trademark and brand protection legislation and could thus be used by anyone.

Cover image: www.ingimage.com

This book is a translation from the original published under ISBN 978-620-2-00318-6.

Publisher:
Sciencia Scripts
is a trademark of
Dodo Books Indian Ocean Ltd. and OmniScriptum S.R.L publishing group

120 High Road, East Finchley, London, N2 9ED, United Kingdom
Str. Armeneasca 28/1, office 1, Chisinau MD-2012, Republic of Moldova, Europe
Printed at: see last page
ISBN: 978-620-7-69253-8

Índice:

AGRADECIMENTOS

Em primeiro lugar, lembro-me de Deus Todo-Poderoso por me ter dado a oportunidade, a força e a paciência para prosseguir e concluir este trabalho de tese.

Expresso a minha profunda gratidão e respeito pelo meu respeitado professor e guia, o Professor Dr. A.S. Mohiuddin, Consultor Sénior e Chefe do Departamento de Radiologia e Imagiologia do BIRDEM, pela sua supervisão atenta, apoio contínuo e orientação ativa durante o curso do estudo. Deu-se ao trabalho de analisar as linhas e apresentou os seus valiosos comentários e sugestões. Tenho de lhe estar sempre grato pelo seu encorajamento constante e de todo o coração e pelas suas críticas construtivas, que me permitiram concluir com êxito este trabalho a tempo.

Gostaria de expressar o meu respeito e a minha profunda gratidão ao Professor A.S.Q.M. Sadeque, consultor-chefe honorário do Departamento de Radiologia e Imagiologia, BIRDEM, Daca, pela sua cooperação cordial, afeto e conselhos que me inspiraram na realização do trabalho.

A minha gratidão especial e sincera vai para o meu respeitado professor, Professor Dr. Mahfuzur Rahman, Professor e Consultor Sénior, Departamento de Radiologia e Imagiologia, BIRDEM, Daca, pela sua orientação competente, sugestões valiosas e encorajamento durante o curso do estudo.

Gostaria de exprimir a minha profunda gratidão à minha co-orientadora, Dra. Mahfuz Ara Ferdousy, Professora Associada do Departamento de Radiologia e Imagiologia do BIRDEM, pelo seu apoio e ajuda contínuos durante todo o curso do estudo.

Gostaria de expressar a minha felicitação ao Dr. A. H. M. A Fattah, ao Dr. Md. Abu Taher e à Dra. Jafreen Sultana, Professora Associada do Departamento de Radiologia e Imagiologia do BIRDEM, pelo seu apoio e ajuda contínuos durante todo o curso do estudo.

Gostaria de agradecer à Dr.ª Nayema Rahman, à Dr.ª Nafisa Abedin, professoras assistentes, e à Dr.ª Farzana Shegufta, consultora júnior do Departamento de Radiologia e Imagiologia do BIRDEM, pelo seu grande interesse no meu trabalho.

Devo agradecer a todos os membros da equipa do Departamento de Radiologia e Imagiologia, BIRDEM, pela sua ajuda durante o estudo.

Devo expressar os meus agradecimentos e a minha dívida a todos os doentes que aceitaram voluntariamente ser objeto de estudo do meu trabalho de tese.

Gostaria de agradecer aos funcionários da biblioteca do BIRDEM, da Biblioteca Nacional de Saúde e da BCPS por me terem ajudado na recolha de literatura relevante.

Por último, presto homenagem ao falecido Professor Nacional Mohammad Ibrahim pela sua devoção à humanidade, de todo o coração, incansável e ao longo de toda a sua vida, por ter criado uma organização tão grande e estimada como o BIRDEM, onde tive a oportunidade de trabalhar para esta tese.

DR. MD. MOFAZZAL SHARIF

Capítulo 1
1. INTRODUÇÃO

1.1 Antecedentes

O pâncreas é uma glândula de tipo misto, com porções exócrina e endócrina. A porção exócrina secreta o suco digestivo para a digestão de hidratos de carbono, proteínas e gorduras e a porção endócrina secreta as hormonas envolvidas no metabolismo dos hidratos de carbono (glicose). A inflamação deste órgão com a subsequente libertação de várias enzimas líticas é conhecida como pancreatite, que é classificada em forma aguda e crónica (Hayes et al, 2006). O estado agudo desta doença é classificado em ligeiro, moderado e grave. Na pancreatite aguda (PA), o doente desenvolve rapidamente um ataque de pancreatite, que dura alguns dias a semanas, e depois a doença desaparece. Após o ataque agudo, o pâncreas regressa ao seu estado normal e saudável. No entanto, num pequeno número de doentes, a doença pode tornar-se grave e pode mesmo levar à morte. O ataque agudo pode recidivar ocasionalmente. Na PA, ocorre uma inflamação ou destruição súbita do tecido pancreático que leva ao desenvolvimento de dor na parte superior do abdómen. A dor é geralmente moderada a grave. Normalmente, é contínua e dura alguns dias. Na maioria dos casos, a dor desaparece ao fim de alguns dias e o doente recupera totalmente (Gardner et al, 2008). Nos casos complicados, pode haver febre, vómitos, queda da pressão arterial, problemas respiratórios e urinários ou mesmo falência de órgãos. Felizmente, estas complicações não são frequentes. Além disso, devido à destruição do tecido pancreático e à deficiência de secreção de insulina, o doente pode desenvolver diabetes mellitus. Devido à lesão do tecido acinar (glandular) do pâncreas pela pancreatite, pode ocorrer uma deficiência de enzimas digestivas que pode causar má digestão e má absorção, conduzindo a diarreia, definhamento, cansaço e deficiências vitamínicas (Frey et al, 2007 e Floyd et al, 2002).

A pancreatite aguda é responsável por 3% de todos os casos de dor abdominal admitidos no hospital. Afecta 2-28/1 lac da população com uma incidência crescente (Matull et al, 2006). A taxa de mortalidade é de apenas 1% em caso de pancreatite aguda, mas pode aproximar-se dos 10-30% em caso de pancreatite grave (Sutton et al, 2002). A maioria dos casos de pancreatite aguda pode ser atribuída a uma ingestão excessiva de álcool ou a cálculos biliares. Outras causas conhecidas incluem infecções virais (papeira, CMV, febre glandular), divisum pancreático, pâncreas anular, traumatismo, cirurgia, pós-CPRE e também distúrbios metabólicos (como a diabetes) (Leung et al, 2005). Em 10-20% dos casos não existem factores de risco identificáveis. A taxa de mortalidade global é de 10-15%, sendo 80% autolimitada (Soumitra et al, 2002). Embora a taxa de letalidade tenha vindo a diminuir ao longo das décadas, os casos graves continuam a registar uma mortalidade elevada (20-50%) (Shen et al, 2012; Yadav et al, 2006). Para além dos idosos (Gardner et al, 2008), os doentes com determinadas comorbilidades, como a obesidade (Martinez et al, 2006), a hipertrigliceridemia (Lloret Linares et al, 2008), a insuficiência renal crónica (Lankisch et al, 2008) e o lúpus eritematoso sistémico (Pascualo-Ramos et al, 2004), estão associados a um maior risco não só de incidência, mas também de mortalidade da PA. Entre os vários factores de risco, a diabetes mellitus é relativamente comum em doentes com PA; a prevalência é de 11% no Japão (Satoh et al, 2011), 17,7% nos EUA (Califórnia) (Frey et al, 2007) e 19,3% em Taiwan (Shen et al, 2011). Espera-se que este número aumente gradualmente no futuro, porque os doentes diabéticos não só estão em risco de desenvolver PA (Noel et al, 2009; Gonzalez-perez et al, 2010; Lai et al, 2011), como também a sua prevalência está a aumentar em todo o mundo. Um estudo efectuado em doentes taiwaneses com PA de primeiro ataque mostrou que a prevalência da diabetes aumentou de 15,6% em 2000-2001 para 19,7% em 2008-2009 (Shen et al, 2012).

A pancreatite aguda é melhor definida clinicamente por um doente que apresente dois dos seguintes critérios:

1. sintomas, tais como dor epigástrica consistente com a doença 2. Uma amilase ou lipase sérica superior a três vezes o limite superior do normal (intervalo de referência da amilase, 30-110 U/L e da lipase sérica, 30-210 U/L); ou 3. Imagens radiológicas consistentes com o diagnóstico, geralmente tomografia computorizada ou ressonância magnética (Tenner & Steinberg 2010).

Para o diagnóstico da pancreatite aguda, as modalidades utilizadas na PA são a ultrassonografia

3

(abdominal, endoscópica, intra-operatória), a TAC, a ressonância magnética, a colangiopancreatografia por ressonância magnética, a colangiopancreatografia retrógrada endoscópica, a radiografia simples do abdómen, o estudo com bário e a pancreatografia percutânea. A ultrassonografia é uma técnica muito simples, fácil de executar, mas pode detetar a pancreatite aguda e não classificar a gravidade da doença. Podem ser efectuados outros procedimentos como a USG endoscópica e a colangiopancreatografia por RM (Soumitra et al, 2002 e De Sanctis et al, 1997), mas estes procedimentos não são muito utilizados no nosso país. As radiografias abdominais convencionais, os estudos com bário e as radiografias torácicas revelam sinais indirectos de pancreatite. A USG é indicada no início de um episódio agudo de pancreatite, para ajudar a avaliar a presença de cálculos na vesícula biliar e/ou no ducto comum. A visualização do pâncreas é frequentemente prejudicada devido à presença de gás intestinal (Ralls 2006). A CPRE é útil na avaliação de causas menos comuns de pancreatite, mas pode agravar a pancreatite aguda em muitos casos (Mergener e Baillie 1998). A RM tem limitações práticas significativas em doentes agudos (Koo et al, 2010). A TAC é útil para o diagnóstico da pancreatite aguda e para avaliar a gravidade e delinear as complicações pancreáticas e extra-pancreáticas (Banks et al, 2006). Só a TAC, entre outros procedimentos, é muito utilizada no caso da pancreatite aguda, pois não só permite detetar a pancreatite como também avaliar a gravidade da pancreatite aguda.

1.2 Justificação do estudo:

Para prever a gravidade da pancreatite aguda, foram descritos vários sistemas de pontuação, como os critérios de Ranson (Fagon et al, 1993), o sistema de pontuação de Imrie (Imrie et al, 2003, Andersson et al, 2003 e Bennett et al, 2000), o Acute Physiology And Chronic Health Evaluation System (Both APACHE II & APACHE III) (Saeed et al, 2008), o índice de gravidade da TC de Balthazar (Balthazar, 2002), o índice de gravidade da TC modificado (Mortele et al, 2004). O índice de Ranson incluía parâmetros como a idade em anos, a contagem de glóbulos brancos, a glucose no sangue, a AST sérica, a LDH sérica e a estimativa do sequestro de fluidos. Os sistemas APACHE II e APACHE III indicavam a avaliação do doente com pancreatite aguda através da observação de funções vitais como o SNC, o CVS e as funções renais. O índice de gravidade da TAC de Balthazar incluía a observação direta do resultado do doente e correlacionava-o com a TAC com contraste (TAC CECT), descrevendo apenas a inflamação e a necrose pancreáticas. O índice de gravidade da TC modificado descreve os achados intra e extra-pancreáticos na pancreatite aguda e correlaciona-se com os parâmetros de evolução do doente. Infelizmente, a maioria dos sistemas de pontuação ou de classificação tem algumas limitações. Entre eles, o índice de gravidade da TC modificado correlacionou-se bem com o resultado do doente na pancreatite aguda e preenche os critérios de um preditor ideal da gravidade da pancreatite aguda (Mortele et al, 2004).

A pancreatite aguda é atualmente uma doença comum com mortalidade e morbilidade significativas (Eland et al, 2002). Em quase todos os casos, para além dos testes bioquímicos e da USG (David et al, 2006), a TAC está a ser realizada para avaliar o grau de extensão da necrose pancreática e o envolvimento extrapancreático. É importante selecionar uma categorização adequada da gravidade de uma doença para tomar as medidas necessárias numa fase precoce. Assim, durante o relatório, se este sistema de pontuação simples for aplicado, podemos facilmente medir a gravidade e determinar se o doente necessita de intervenção médica ou cirúrgica. Assim, esta seria uma ferramenta benéfica para o médico tomar uma decisão rápida sobre o doente, bem como para o doente, aliviando rapidamente o seu sofrimento.

1.3 Hipótese

Existe uma correlação entre o índice de gravidade da TC modificado e a evolução clínica do doente na pancreatite aguda.

1.4 Objetivo

1.4.1 Objetivo geral:

- Descobrir a correlação entre o índice de gravidade da TC modificado e a evolução clínica do doente na pancreatite aguda.

1.4.2 Objectivos específicos:

• Descrever os perfis clínicos dos doentes com pancreatite aguda.

- Observar a alteração dos marcadores laboratoriais na pancreatite aguda.
- Para descobrir o resultado em doentes com pancreatite aguda em termos de permanência hospitalar, necessidade de quaisquer intervenções e falência de órgãos.
- Classificar a pancreatite aguda em grupos ligeiros, moderados e graves com base em alguns parâmetros dos resultados da TAC e calcular a sua relação com a evolução clínica do doente.

Capítulo 2
2. REVISÃO DA LITERATURA

2.1 Estudos anteriores relacionados

Mortele et al (2004) realizaram um estudo para avaliar a correlação com os resultados dos doentes e a variabilidade interobservadores de um índice de gravidade da TC modificado na avaliação de doentes com pancreatite aguda, em comparação com o índice de gravidade da TC atualmente aceite. De 266 doentes consecutivos diagnosticados com pancreatite aguda durante um período de 1 ano, 66 foram submetidos a TCMD com contraste no prazo de 1 semana após o início dos sintomas. Três radiologistas que não tinham conhecimento dos resultados dos doentes classificaram independentemente a gravidade da pancreatite utilizando os índices de gravidade da TC atualmente aceites e modificados. O índice modificado incluía uma avaliação simplificada da inflamação e necrose pancreáticas, bem como uma avaliação das complicações extrapancreáticas. Os parâmetros de resultado incluíram a duração do internamento hospitalar; a necessidade de cirurgia ou intervenção percutânea; e as ocorrências de infeção, falência de órgãos e morte. Tanto para o índice atual como para o modificado, a correlação entre a gravidade da pancreatite e o desfecho do doente foi estimada utilizando o teste de soma de postos de Wilcoxon e o teste exato de Fisher. A concordância interobservadores para ambos os índices foi calculada utilizando a estatística kappa. Ao aplicar o índice modificado, a gravidade da pancreatite e os seguintes parâmetros correlacionaram-se mais estreitamente do que quando foi aplicado o índice atualmente aceite: a duração do internamento hospitalar (0-34 dias) (índice modificado [$p = 0{,}0054$-$0{,}0714$] vs índice atual [$p = 0.0052$-$0{,}3008$]); a necessidade de procedimentos cirúrgicos ou percutâneos (10/66 doentes) (índice modificado [$p = 0{,}0112$] vs índice atual [$p = 0{,}0324$]); e a ocorrência de infeção (21/66 doentes) (índice modificado [$p < 1e^{-10}$] vs índice atual [$p < 1e^{-04}$]). A correlação significativa entre a gravidade da pancreatite e o desenvolvimento de falência orgânica (9/66 doentes) foi observada apenas com o índice modificado ($p = 0{,}0024$) e não com o índice atual ($p = 0{,}0513$). A concordância interobservadores foi semelhante com os índices modificado (intervalo κ, 0,71-0,85) e atual (intervalo κ, 0,63-0,86). Concluiu-se que o índice de gravidade da TC modificado se correlacionou mais estreitamente com as medidas de resultados dos doentes do que o índice de gravidade da TC de Balthazar atualmente aceite, com uma variabilidade interobservador semelhante.

A identificação precoce da pancreatite aguda (PA) clinicamente grave é fundamental para a triagem e o tratamento dos doentes. Bollen et al (2006) realizaram um estudo para comparar a precisão da tomografia computorizada (TC) e dos sistemas de pontuação clínica para prever a gravidade da PA na admissão. Para este estudo, foram recolhidos prospectivamente dados demográficos, clínicos e laboratoriais de todos os doentes consecutivos com um diagnóstico primário de PA durante um período de dois anos e meio. Foi efectuada uma análise retrospetiva dos dados da TC abdominal. Foram utilizados sete sistemas de pontuação de TC (índice de gravidade da TC (CTSI), índice de gravidade da TC modificado (MCTSI), índice de tamanho do pâncreas (PSI), pontuação extrapancreática (EP), pontuação de "inflamação extrapancreática na TC" (EPIC), pontuação de "edema mesentérico e líquido peritoneal" (MOP) e grau de Balthazar), bem como dois sistemas de pontuação clínica: Acute Physiology, Age, and Chronic Health Evaluation (APACHE)-II e Bedside Index for Severity in AP (BISAP) foram avaliados comparativamente no que diz respeito à sua capacidade de prever a gravidade da PA na admissão (primeiras 24 horas de hospitalização). A PA clinicamente grave foi definida como uma ou mais das seguintes situações: mortalidade, falência orgânica persistente e/ou presença de complicações pancreáticas locais que requerem intervenção. Todos os exames de TC foram revistos em consenso por dois radiologistas, cada um deles sem conhecimento do resultado do doente. A precisão de cada sistema de pontuação clínica e imagiológica para prever a gravidade da PA foi avaliada utilizando a análise da curva de operação do recetor. De 346 episódios consecutivos de PA, houve 159 (46%) episódios em 150 pacientes (84 homens, 66 mulheres; idade média, 54 anos; faixa etária, 21-91 anos) que foram avaliados com uma tomografia computadorizada com contraste (n = 131 episódios) ou uma tomografia computadorizada sem contraste (n = 28 episódios) no primeiro dia de admissão. A PA clinicamente grave foi diagnosticada

6

em 29/159 (18%) episódios; 9 (6%) doentes morreram. Globalmente, o sistema de classificação de Balthazar (qualquer técnica de TC) e o CTSI (apenas TC com contraste) demonstraram a maior exatidão entre os sistemas de pontuação de TC para prever a gravidade, mas tal não foi estatisticamente significativo. Não houve diferenças estatisticamente significativas entre as precisões preditivas dos sistemas de pontuação clínica e de TC. Concluiu-se que a precisão preditiva dos sistemas de pontuação da TC para a gravidade da PA foi semelhante à dos sistemas de pontuação clínica.

A pancreatite aguda é uma doença com um amplo espetro de achados que varia em termos de gravidade, desde um pâncreas intersticial ou edematoso ligeiro até formas graves com complicações locais e sistémicas significativas que estão associadas a um grau substancial de morbilidade e mortalidade. São utilizados vários sistemas de pontuação para avaliar a gravidade e prever o resultado e o prognóstico da pancreatite aguda. Estes incluem as escalas de Ranson, Acute Physiology and Chronic Health Evaluation II (APACHE II) e Glasgow. O índice de gravidade da TC (CTSI) derivado por Balthazar et al. tornou-se amplamente utilizado para a descrição dos achados da TC na pancreatite aguda. O objetivo deste projeto era examinar as melhores evidências actuais sobre o efeito da utilização de um CTSI nos resultados dos doentes e o seu valor em comparação com outros sistemas de pontuação amplamente utilizados (Alhajeri et al, 2008).

Ascher et al (1996) referiram que a ressonância magnética tinha um valor diagnóstico e prognóstico comparável ao da tomografia computorizada no estadiamento da pancreatite aguda. A determinação da gravidade da pancreatite aguda é importante para determinar o prognóstico. Foram estudados 35 doentes (idade média: 64 (27-89)). Vinte e dois doentes tinham pancreatite aguda biliar. Foram realizados os seguintes exames: (1) tomografia computorizada 48 h, 7 e 30 dias após a admissão, (2) ressonância magnética 7 e 30 dias após a admissão, (3) proteína C-reactiva e 4) pontuação de Ranson. A evolução clínica foi determinada numa escala de 0-3 (0: remissão, 1: complicações locais, 2: complicações sistémicas, 3: morte). Seis de 35 doentes (17%) tiveram pancreatite aguda necrotizante. Quinze dos 35 doentes (43%) tiveram pancreatite aguda grave de acordo com os critérios de Ranson. Foi observada uma correlação significativa entre o índice de gravidade da ressonância magnética e a proteína C-reactiva (r=0,419, p<0,005), a pontuação de Ranson (r=0,431,   p<0,05), a duração do internamento (r=0,497,
p<0,01) e o resultado clínico (r=0,420, p<0,05). A comparação dos métodos de imagem mostrou uma correlação significativa entre o índice de gravidade da ressonância magnética e o índice de gravidade da tomografia computorizada (r=0,887, p<0,01).

Num pequeno grupo de doentes com pancreatite aguda, Balthazar e Ranson demonstraram a aplicabilidade dos critérios de tomografia computorizada para prever a mortalidade. Com base no seu trabalho com um grupo maior de doentes com pancreatite aguda, propusemo-nos não só demonstrar que o índice de gravidade da TC pode prever a morte, mas também a duração do internamento hospitalar e a necessidade de necrosectomia. Os autores analisaram todos os doentes admitidos no nosso hospital entre 1992 e 1997 com um diagnóstico primário de pancreatite aguda. Os critérios de admissão exigiam que tivesse sido efectuada uma TAC durante o internamento. A TAC de índice foi utilizada para determinar um índice de gravidade da TAC (o CTSI de Balthazar e Ranson). Os resultados medidos foram morte, tempo de internação (LOS) e necessidade de necrosectomia. A análise estatística foi realizada usando os testes exato de Fisher e qui-quadrado, quando apropriado. Entre os anos de 1992 e 1997, 886 pacientes tiveram 1.774 admissões por pancreatite aguda; destes, 268 fizeram uma tomografia computorizada e foram incluídos no nosso estudo. Estes 268 doentes tinham uma idade média de 57 anos, um tempo médio de internamento de 16 dias (1 a 118) e um CTSI médio de 3,9 (0 a 10).

A mortalidade geral foi de 4% (n = 11). Um CTSI >5 correlacionou-se significativamente com a morte (P = 0,0005), permanência hospitalar prolongada (P <0,0001) e necessidade de necrosectomia (P <0,0001). Os pacientes com um CTSI >5 tinham 8 vezes mais probabilidade de morrer, 17 vezes mais probabilidade de ter uma evolução hospitalar prolongada e 10 vezes mais probabilidade de serem submetidos a necrosectomia do que os seus homólogos com pontuações de CT <5. Concluiu-se que o CTSI era um preditor aplicável e comparável de resultados na pancreatite grave (Simchuk et al, 2000).

Casas et al (2004) efectuaram um estudo com o objetivo de investigar o valor prognóstico da TC precoce na pancreatite aguda, o papel da necrose pancreática como indicador de prognóstico e a necessidade da utilização de rotina de material de contraste iodado IV na TC precoce para avaliar o prognóstico nestes doentes. Realizaram uma revisão retrospetiva de 148 doentes que foram submetidos a TC helicoidal com e sem contraste nas 72 horas seguintes ao início dos sintomas de um primeiro episódio de pancreatite aguda. Os doentes foram classificados por grau de TC e agrupados em duas categorias (ligeira: graus A, B, C; e grave: graus D e E) que foram correlacionadas com complicações e morte. Nos graus que incluíram pacientes com necrose pancreática, esta também foi correlacionada com complicações e morte. Todas as complicações (n = 15) e mortes (n = 4) ocorreram em pacientes com grau de doença grave na TC; as diferenças em relação ao grau leve foram significativas (p < 0,001 e p < 0,03, respetivamente). A sensibilidade e a especificidade do grau de CT foram de 100% e 61,6%, respetivamente, para prever a morbilidade e de 100% e 56,9% para prever a mortalidade. Os 13 pacientes com necrose estavam todos no grupo grave (p < 0,001). A deteção de necrose na TC precoce teve uma sensibilidade e especificidade de 53,3% e 90,2%, respetivamente, para prever a morbilidade e 75% e 83,8% para a mortalidade. A TC precoce sem contraste foi, por si só, um bom indicador da gravidade da pancreatite aguda na população selecionada. O grau da TC foi sensível para prever o resultado da pancreatite aguda. A necrose pancreática, estimada na TC precoce com contraste e observada apenas em doentes com doença grave, foi um indicador específico de morbilidade e mortalidade.

2.2 Epidemiologia

A pancreatite aguda tem uma incidência de aproximadamente 40 casos por ano por 100 000 adultos (Siegel et al, 1997). Em 2007, prevê-se que cerca de 220 000 doentes com pancreatite aguda sejam internados em hospitais não financiados pelo governo federal (Singla et al, 2009). A nível mundial, a incidência de pancreatite aguda varia entre 5 e 80 por 100 000 habitantes, sendo a incidência mais elevada registada nos Estados Unidos e na Finlândia. Foram registadas taxas de incidência semelhantes na Austrália. A incidência da doença fora da América do Norte, Europa e Austrália é menos conhecida. Na Europa e noutros países desenvolvidos, como Hong Kong, há mais doentes com pancreatite por cálculo biliar, enquanto nos Estados Unidos a pancreatite alcoólica é mais comum (Banks et al, 2002).

2.2.1 Dados demográficos relacionados com a idade

A idade média de início depende da etiologia (Whitcomb et al, 2006). De seguida, apresentam-se as idades medianas de início para várias etiologias:
- Relacionadas com o álcool - 39 anos
- Relacionadas com o trato biliar - 69 anos
- Traumatizados - 66 anos
- Etiologia induzida por drogas - 42 anos
- Relacionado com CPRE - 58 anos
- Relacionadas com a SIDA - 31 anos
- Relacionado com a vasculite - 36 anos

As taxas de hospitalização aumentam com a idade. Nas pessoas com idades compreendidas entre os 25 e os 75 anos, a taxa duplica nos homens e quadruplica nas mulheres.

2.2.2 Dados demográficos relacionados com o género

Em geral, a pancreatite aguda afecta mais frequentemente os homens do que as mulheres. Nos homens, a etiologia está mais frequentemente relacionada com o álcool; nas mulheres, está mais frequentemente relacionada com doenças do trato biliar. A pancreatite idiopática não tem uma predileção clara por nenhum dos sexos (David et al, 2006).

2.2.3 Etiologia (Telem et al, 2009)

- 30-75% de todos os casos são devidos a doença do trato biliar (cálculo biliar transitório obstrução do esfíncter de Oddi ou da ampola de Vater, ou lama biliar).
- >30% dos casos de pancreatite são devidos a complicações do consumo excessivo de álcool (normalmente >100g/dia ao longo de vários anos); as zonas de maior consumo de álcool têm

taxas elevadas de pancreatite relacionada com o álcool.
- 25% das pancreatites são devidas a hipertrigliceridemia.
- 15% devido ao procedimento de CPRE.
- 10-30% são idiopáticos.

2.3 Fisiopatologia da pancreatite

2.3.1 Anatomia e desenvolvimento do pâncreas

O pâncreas situa-se nas zonas epigástrica e hipocondríaca esquerda do abdómen.
É composto pelas seguintes partes:
- A cabeça encontra-se na concavidade do duodeno.
- O processo uncinado emerge da parte inferior da cabeça e situa-se profundamente aos vasos mesentéricos superiores.
- O pescoço é a parte apertada entre a cabeça e o corpo.
- O corpo encontra-se atrás do estômago.
- A cauda é a extremidade esquerda do pâncreas. Está em contacto com o baço e corre no ligamento lienorenal.

A artéria pancreaticoduodenal superior, proveniente da artéria gastroduodenal, e a artéria pancreaticoduodenal inferior, proveniente da artéria mesentérica superior, correm no sulco entre o pâncreas e o duodeno e irrigam a cabeça do pâncreas. Os ramos pancreáticos da artéria esplénica também irrigam o colo, o corpo e a cauda do pâncreas. O corpo e o colo do pâncreas drenam para a veia esplénica; a cabeça drena para as veias mesentérica superior e porta. A linfa é drenada através dos gânglios linfáticos esplénicos, celíacos e mesentéricos superiores (Carlson et al, 2004).

O pâncreas forma-se a partir do intestino anterior embrionário e é, portanto, de origem endodérmica. O desenvolvimento do pâncreas começa [com] a formação de uma anlage ventral e dorsal (ou botões). Cada estrutura se comunica com o intestino anterior através de um ducto. O broto pancreático ventral se torna a cabeça e o processo uncinado, e vem do divertículo hepático. A rotação diferencial e a fusão dos botões pancreáticos ventral e dorsal resultam na formação do pâncreas definitivo. À medida que o duodeno roda para a direita, transporta consigo o botão pancreático ventral e o ducto biliar comum. Ao chegar ao seu destino final, o botão pancreático ventral funde-se com o botão pancreático dorsal, muito maior. Neste ponto de fusão, os ductos principais dos botões pancreáticos ventral e dorsal se fundem, formando o ducto de Wirsung, o ducto pancreático principal (Carlson et al, 2004).

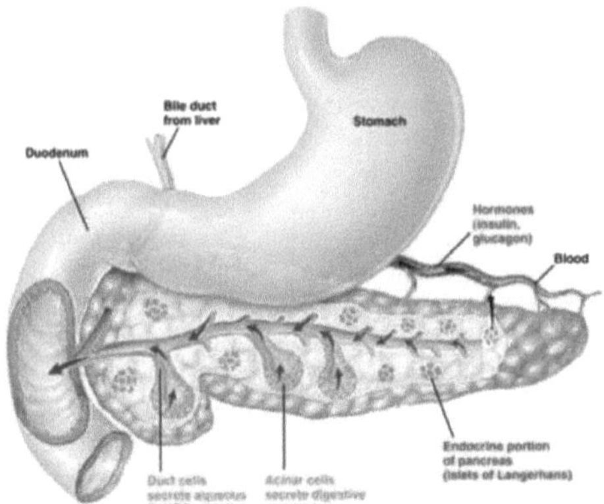

Ilustração: Ilustração esquemática da anatomia do pâncreas e da sua relação visceral (Segundo Carlson et al, 2004).

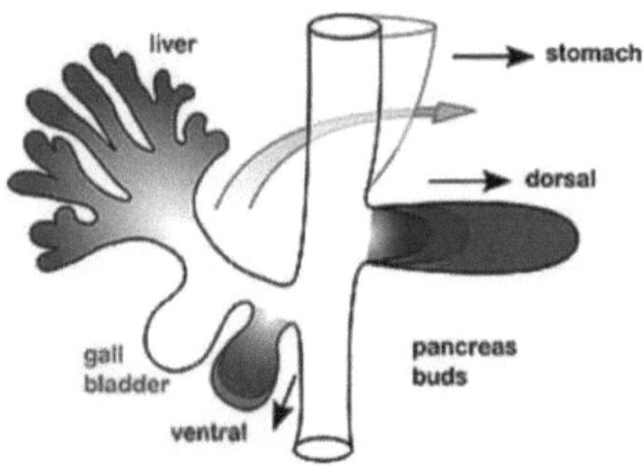

Ilustração: Ilustração esquemática do desenvolvimento do pâncreas a partir de um botão dorsal e um ventral. Durante a maturação, o botão ventral vira-se para o outro lado do tubo intestinal (seta), onde normalmente se funde com o lóbulo dorsal. Um lobo ventral adicional que normalmente regride durante o desenvolvimento é omitido (Após Carlson et al, 2004).

2.3.2 Função pancreática normal

O pâncreas representa apenas 0,1% do peso corporal total, mas tem uma capacidade de produção de proteínas 13 vezes superior à do fígado e do sistema reticuloendotelial combinados, que, em conjunto, representam 4% do peso corporal total. As enzimas digestivas são produzidas nas células acinares do pâncreas, agrupadas em vesículas de armazenamento denominadas zimogéneos e depois libertadas através das células ductais pancreáticas para o ducto pancreático, onde são segregadas para o intestino delgado para iniciar o processo metabólico. No funcionamento normal do pâncreas, até 15 tipos diferentes de enzimas digestivas são fabricadas no retículo endoplasmático rugoso, direccionadas para o aparelho de Golgi e embaladas em zimogéneos como proenzimas. Quando uma refeição é ingerida, os nervos vagais, o polipeptídeo intestinal vasoativo (VIP), o peptídeo libertador de gastrina (GRP), a secretina, a colecistoquinina (CCK) e as encefalinas estimulam a libertação destes pró-enzimas no ducto pancreático. Os proenzimas deslocam-se até à borda em escova do duodeno, onde o tripsinogénio, a proenzima da tripsina, é ativado através da hidrólise de um fragmento de hexapeptídeo N-terminal pela enzima enterocinase da borda em escova. A tripsina facilita então a conversão das outras proenzimas nas suas formas activas. Existe um mecanismo de feedback para limitar a ativação das enzimas pancreáticas após a ocorrência do metabolismo adequado. Existe a hipótese de que os níveis elevados de tripsina, depois de se terem desligado da digestão dos alimentos, conduzem a uma diminuição dos níveis de CCK e de secretina, limitando assim a secreção pancreática (Munoz et al, 2000).

2.3.3 Patogénese da pancreatite aguda

A pancreatite aguda pode ocorrer quando os factores envolvidos na manutenção da homeostasia celular estão em desequilíbrio. O evento inicial pode ser qualquer coisa que lesione a célula acinar e prejudique a secreção de grânulos de zimogénio; exemplos incluem o consumo de álcool, cálculos biliares e certos medicamentos. Atualmente, não se sabe exatamente qual o evento fisiopatológico que desencadeia o início da pancreatite aguda. Acredita-se, no entanto, que tanto os factores extracelulares (por exemplo, resposta neural e vascular) como os factores intracelulares (por exemplo, ativação de enzimas digestivas intracelulares, aumento da sinalização do cálcio e ativação da proteína de choque térmico) desempenham um papel importante. Além disso, a pancreatite aguda pode desenvolver-se quando a lesão das células ductais leva a um atraso ou ausência de secreção enzimática, como acontece com a mutação do gene CFTR (Frossard et al 2009).

Uma vez iniciado um padrão de lesão celular, o tráfego da membrana celular torna-se caótico, com os seguintes efeitos deletérios:

- Os compartimentos dos grânulos lisossomais e zimogénicos fundem-se, permitindo a ativação do tripsinogénio em tripsina
- A tripsina intracelular desencadeia toda a cascata de ativação do zimogénio

- As vesículas secretoras são extrudidas através da membrana basolateral para o interstício, onde os fragmentos moleculares actuam como quimioatractores para as células inflamatórias.

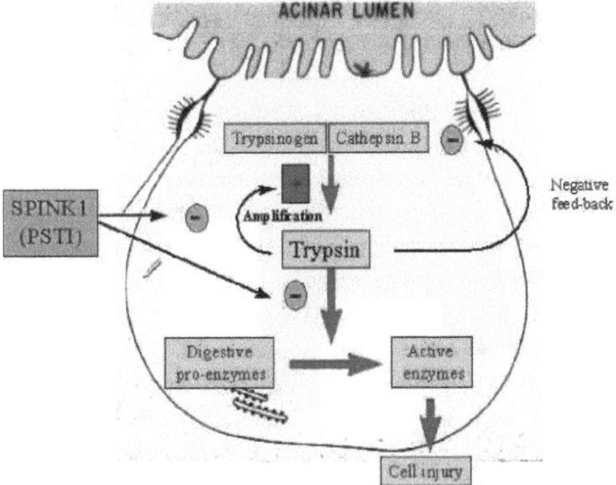

Ilustração: Ilustração esquemática da patogénese da pancreatite aguda (Segundo Frossard et al 2009). Os neutrófilos activados agravam depois o problema libertando superóxido (a explosão respiratória) ou enzimas proteolíticas (catepsinas B, D e G; colagenase e elastase). Finalmente, os macrófagos libertam citocinas que medeiam ainda mais as respostas inflamatórias locais (e, em casos graves, sistémicas). Os mediadores iniciais definidos até à data são o fator de necrose tumoral alfa (TNF-a), a interleucina (IL)-6 e a IL-8. Estes mediadores da inflamação provocam um aumento da permeabilidade vascular pancreática, levando a hemorragia, edema e, eventualmente, necrose pancreática. À medida que os mediadores são excretados para a circulação, podem surgir complicações sistémicas, como bacteriemia devido à translocação da flora intestinal, síndrome de dificuldade respiratória aguda (SDRA), derrames pleurais, hemorragia gastrointestinal (GI) e insuficiência renal. A síndrome da resposta inflamatória sistémica (SIRS) pode também desenvolver-se, levando ao desenvolvimento de choque sistémico. Eventualmente, os mediadores da inflamação podem tornar-se tão avassaladores para o organismo que se instala a instabilidade hemodinâmica e a morte (Frossard et al 2009).

2.4 Prognóstico

A mortalidade global em doentes com pancreatite aguda é de 10-15%. Os doentes com pancreatite biliar tendem a ter uma mortalidade mais elevada do que os doentes com pancreatite alcoólica. Esta taxa tem vindo a diminuir ao longo das últimas duas décadas, à medida que foram sendo introduzidas melhorias nos cuidados de apoio. Nos doentes com doença grave (falência de órgãos), que representam cerca de 20% das apresentações, a mortalidade é de aproximadamente 30% (Ascher et al, 1996). Este valor não diminuiu nos últimos 10 anos. Nos doentes com necrose sem falência de órgãos, a mortalidade aproxima-se de zero. Em 1974, Ranson desenvolveu os seus sinais de prognóstico. Examinou a relação de 43 medições diferentes efectuadas durante as primeiras 48 horas de tratamento, tendo encontrado 11 variáveis que se correlacionavam significativamente com a morbilidade e a mortalidade globais. Imrie et al. modificaram posteriormente os critérios de Ranson. No entanto, os critérios de Ranson e Imrie não podem ser calculados até que os dados da admissão e 48 horas após a admissão sejam comparados. Larvin e McMahon (1989) aplicaram o score APACHE II no contexto da pancreatite aguda. Uma vantagem da pontuação APACHE II era a flexibilidade, uma vez que podia ser recalculada em qualquer altura durante um internamento hospitalar. A pontuação APACHE II tinha apenas um VPP de 67% às 24 horas após a admissão. Mostraram também que a pontuação APACHE II era ainda menos precisa para identificar doentes com complicações específicas, incluindo colecções de líquido peripancreático ou falência de órgãos importantes. Assim, são necessárias melhores ferramentas de prognóstico. Após o diagnóstico correto da pancreatite aguda, a estratificação da gravidade deve ser realizada imediatamente e repetidamente após o início da doença, em particular nas primeiras 48 horas (Otsuki et al.2006). Vários sistemas de pontuação podem prever a gravidade da pancreatite. Os critérios de Ranson, o sistema de pontuação de Imrie, a escala Acute Physiology and Chronic Health Evaluation (APACHE II), o Índice de Gravidade da Tomografia Computorizada (TC), o CTSI modificado e a Inflamação Extra-Pancreática na TC (EPIC) foram desenvolvidos e validados para prever resultados adversos, incluindo a mortalidade, em doentes com pancreatite (Leung et al. 2005).

2.5 Progressão da patologia

Os doentes com pancreatite aguda recuperam na maioria dos casos. Alguns podem desenvolver abcesso, pseudocisto ou obstrução duodenal. Em 5% dos casos, pode resultar em ARDS (síndroma de dificuldade respiratória aguda), DIC (coagulação intravascular disseminada), etc. A pancreatite aguda pode ainda ser dividida em pancreatite ligeira e grave. Para determinar a gravidade da pancreatite aguda, utilizam-se sobretudo os critérios de Ranson. Na pancreatite grave, a quantidade de necrose determina o resultado clínico posterior. Cerca de 20% da pancreatite aguda era grave, com uma mortalidade de cerca de 20%. Trata-se de uma classificação importante, uma vez que a pancreatite grave necessitaria de terapia de cuidados intensivos, enquanto a pancreatite ligeira poderia ser tratada na enfermaria comum. A necrose seria seguida de uma síndrome de resposta inflamatória sistémica (SIRS) e determinaria a evolução clínica imediata. A evolução clínica posterior era então determinada pela infeção bacteriana. A SIRS é a causa da translocação de bactérias (Gram negativas) do cólon do doente (Otsuki et al, 2006).

2.   6Diagnóstico

A pancreatite aguda é melhor definida clinicamente por um doente que apresente dois dos seguintes critérios: (Gipson et al, 2007)

1. sintomas, tais como dor epigástrica consistente com a doença;
2. uma amilase ou lipase sérica superior a três vezes o limite superior do normal (intervalo de referência da amilase, 30-110 U/L e da lipase sérica, 30-210 U/L); ou
3. imagens radiológicas consistentes com o diagnóstico, geralmente usando TC ou RM (Pastor et al. 2003).

Características clínicas

O sintoma caraterístico da pancreatite aguda é o início agudo de dor abdominal superior persistente, geralmente acompanhada de náuseas e vómitos. As localizações habituais da dor são as regiões epigástrica e periumbilical. A dor pode irradiar para as costas, o tórax, os flancos e a parte inferior do abdómen. Os doentes estão normalmente inquietos e inclinam-se para a frente (posição joelho-tórax) num esforço para aliviar a dor, uma vez que a posição supina pode exacerbar a intensidade dos sintomas. Os achados do exame físico são variáveis, mas podem incluir febre, hipotensão, sensibilidade abdominal grave, resguardo, dificuldade respiratória e distensão abdominal. Ocasionalmente, as equimoses nas paredes do corpo (sinal de Cullen no umbigo, sinal de Grey-Turner nos flancos) indicam uma pancreatite necrosante grave (Gipson et al .2007).

Medidas laboratoriais

Nenhum sinal laboratorial ou clínico isolado é patognomónico da pancreatite aguda. Estão a ser avaliados muitos biomarcadores e mediadores inflamatórios para prever a gravidade da pancreatite aguda. A avaliação laboratorial inicial deve incluir níveis de amilase e lipase; hemograma completo com diferencial; painel metabólico (níveis de azoto ureico no sangue, creatinina, glicose e cálcio); nível de triglicéridos; análise de urina e gasometria arterial. O indicador sérico mais exato da pancreatite aguda é a elevação da tripsina. Recentemente, foi desenvolvida uma tira de teste rápido de tripsinogénio-2 urinário como teste de rastreio da pancreatite aguda (Lempinen 2001 e Matull et al. 2006).

2.7 Complicações da pancreatite aguda (Bhatt et al. 2011)

Pancreático

       1Necrose - estéril vs infetada

       2 Pseudocisto-infeção/rutura/hemorragia 3 Abcesso

Local-extrapancreático

1. Envolvimento de órgãos contíguos (hemorragia intraperitoneal, hemorragia gastrointestinal, trombose da veia esplénica, enfarte do intestino)
2. Ascite pancreática

3. Icterícia obstrutiva
Sistémico
1 Pulmonar
   a. Hipóxia arterial precoce
   b. Atelectasia, pneumonia, derrame pleural, abcesso mediastínico
   c. Síndrome de dificuldade respiratória aguda (SDRA)
2 Cardíaco: choque, derrame pericárdico, arritmias
3 Hematológico: Coagulação intravascular disseminada
4 Gastrointestinal: Hemorragia gastrointestinal
5 Renal: azotemia, oligúria
6 Metabólicas: hipocalcemia, hiperglicemia, hipertrigliceridemia, acidose, elevação dos ácidos
       gordos livres
7 SNC: psicose, encefalopatia pancreática
8 Periféricas: necrose da gordura, artrite

2.8 Índices de prognóstico

Na previsão do prognóstico, foram utilizados vários índices de pontuação como factores de previsão da sobrevivência. Dois desses sistemas de pontuação são os critérios de Ranson e os índices APACHE II (Acute Physiology and Chronic Health Evaluation). Os dois testes que foram mais úteis na admissão para distinguir a pancreatite aguda ligeira da grave foram a pontuação APACHE-II e o hematócrito sérico. Recomenda-se que as pontuações APACHE-II sejam geradas durante os primeiros 3 dias de hospitalização e, posteriormente, conforme necessário, para ajudar nesta distinção. Também foi recomendado que o hematócrito sérico fosse obtido na admissão, 12 horas após a admissão e 24 horas após a admissão para ajudar a medir a adequação da ressuscitação com fluidos (Whitcomb et al, 2006).

Pontuação de Ranson

Os critérios de Ranson eram uma regra de previsão clínica para prever a gravidade da pancreatite aguda. Foram introduzidos em 1974 (Ranson et al, 1974).

Na admissão
- idade em anos > 55 anos
- contagem de glóbulos brancos > 16000 células/mm3
- glucose no sangue > 10 mmol/L (> 200 mg/dL)
- AST sérica > 250 UI/L
- LDH sérica > 350 UI/L

Em 48 horas
- Cálcio (cálcio sérico < 2,0 mmol/L (< 8,0 mg/dL)
- Queda do hematócrito >10mmol/l
- Oxigénio (hipoxemia PO2 < 60 mmHg)
- Aumento do BUN de 1,8 ou mais mmol/L (5 ou mais mg/dL) após hidratação com fluidos IV
- Défice de bases (excesso de bases negativo) > 4 mEq/L
- Sequestro de fluidos > 6 L

Pontuação de Ranson

Pontuação de Ranson > 8 Insuficiência orgânica Necrose pancreática substancial (pelo menos 30% de necrose glandular de acordo com a TC com contraste)

Interpretação Se a pontuação for superior a 3, é provável que haja pancreatite grave. Se a pontuação for < 3, é pouco provável que haja pancreatite grave.

Pontuação de 0 a 2: 2% de mortalidade Pontuação de 3 a 4: 15% de mortalidade Pontuação de 5 a 6: 40% de mortalidade

Pontuação 7 a 8 : 100% de mortalidade

APACHE

A pontuação "Acute Physiology and Chronic Health Evaluation" (APACHE II) > 8 pontos prevê uma mortalidade de 11% a 18% (Larvin et al, 1989)
- Líquido peritoneal hemorrágico

- Obesidade
- Indicadores de falência de órgãos
- Hipotensão (PAS <90 mmHG) ou taquicardia > 130 batimentos/minuto
- PO2 <60 mmHg
- Oligúria (<50 mL/h) ou aumento do BUN e da creatinina
- Cálcio sérico <1   ,90 mmol/L (<8,0 mg/dL) ou albumina sérica <33 g/L (<3,2.g/dL)>

Baltazar a marcar

Desenvolvido no início dos anos 90 por Emil J. Balthazar et al. (2002), o Índice de Gravidade da Tomografia Computorizada (CTSI) é um sistema de classificação utilizado para determinar a gravidade da pancreatite aguda. Balthazar et al. construíram ainda um índice de gravidade da TC (CTSI) para a pancreatite aguda que combina o grau de pancreatite com a extensão da necrose pancreática. O CTSI atribui pontos aos doentes de acordo com o seu grau de pancreatite aguda, bem como com o grau de necrose pancreática. São atribuídos mais pontos a um grau mais elevado de pancreatite e a uma necrose mais extensa. Os doentes com um CTSI de 0-3 tiveram uma mortalidade de 3% e uma taxa de complicações de 8%. Os doentes com um CTSI de 4-6 apresentam uma taxa de mortalidade de 6% e uma taxa de complicações de 35%. Os doentes com um CTSI de 7-10 apresentam uma taxa de mortalidade de 17% e uma taxa de complicações de 92%.

O CTSI numérico tem um máximo de dez pontos e é a soma dos pontos do grau de Balthazar e do grau de necrose pancreática:

Grau Baltazar	Aparição em CT	Ponto CT
Grau A	TAC normal	0
Grau B	Aumento focal ou difuso do pâncreas	1
Grau C	Anomalias das glândulas pancreáticas e inflamação peripancreática	2
Grau D	Recolha de fluidos num único local	3
Grau E	Duas ou mais colecções de líquido e/ou bolhas de gás no pâncreas ou adjacentes	4

Necrose pancreática	Ponto	
Sem necrose	0	
0-30% de necrose	2	
30-50% de necrose	4	
Mais de 50% de necrose	6	

Sistemas de pontuação de prognóstico de Glasgow (para estadiamento clínico)

Para prever a pancreatite grave, o sistema de Glasgow é um sistema de prognóstico simples que utiliza 8 factores [contagem de glóbulos brancos, glicose, ureia, PO_2, cálcio, LDH, transaminases (SGOT, SGPT), albumina] durante as primeiras 48 horas após internamento por pancreatite,. É atribuído um ponto se um determinado limiar for atingido em qualquer altura durante esse período de 48 horas. Os parâmetros e os pontos de rutura são:

- Albumina sérica <32 g/L (3,2 g/dL) = 1 ponto
- PO_2 arterial   em ar ambiente <8kPa   (60 mmHg) = 1   ponto
- Cálcio sérico   <2 mmols/L (8 mg/dL) =1 ponto
- Glicemia >10,0 mmols/L (180 mg/dL) = 1 ponto
- DHL   sérica>600   unidades/L =1   ponto
- Azoto sérico >16,1mmols/L   (45mg/dL   )=1 ponto
- Contagem de leucócitos >15 x 10^A 9/L (15 x 10^A 3/microlitro) = 1 ponto.
- Transaminases (SGOT e SGPT) >200 UI/L= 1 ponto.

A adição dos pontos de parâmetro produziu os critérios de prognóstico de Glasgow. A pontuação variava de 0 a 10. Se a pontuação fosse de 0-2, a probabilidade de pancreatite ligeira era elevada. Se a pontuação fosse 3-4, a probabilidade de pancreatite moderada era elevada e se a pontuação fosse 5, a probabilidade de pancreatite mais grave era maior (Bennett et al, 2000).

Um índice de gravidade da TC modificado para avaliar a pancreatite aguda (Mortele et al, 2004)

Indicador de prognóstico	Pâncreas normal	Pontos 0

Inflamação do pâncreas	Anomalias pancreáticas intrínsecas com ou sem alterações inflamatórias na gordura peripancreática	2
	Coleção de líquido pancreático ou peripancreático ou necrose da gordura peripancreática	4
	Nenhum	0
Necrose pancreática	<30%	2
	>30%	4
Complicações extrapancreáticas (um ou mais derrame pleural, ascite, complicações vasculares, complicações parenquimatosas ou envolvimento do trato gastrointestinal)		2
A análise da imagem para cada caso será avaliada utilizando o índice de gravidade da TC modificado e categorizada como ligeira (0-2 pontos), moderada (4-6 pontos) ou grave (8-10 pontos).		

2.9 Vantagens do índice de gravidade da TC modificado da pancreatite aguda em relação a outros sistemas de pontuação

Para a classificação da pancreatite aguda por TC, a pontuação de Balthazar e o CTSI foram apresentados por Balthazar et al em 1985 e 1990, respetivamente. A pontuação de Balthazar requer a avaliação das alterações pancreáticas e peripancreáticas e o CTSI requer, além disso, o grau de necrose pancreática. No entanto, o sistema de classificação exige que os médicos avaliem muitos aspectos, como a presença de aumento do pâncreas, inflamação peripancreática e o grau de colecções de fluidos e necrose pancreática. Especialmente no que diz respeito à coleção de fluidos, há muitos locais a avaliar e é difícil avaliar todos eles prontamente.

A pontuação extrapancreática (EP) foi comunicada pela primeira vez por Hjelmqvist et al. (1989). Hjelmqvist et al. (1989) também recomendaram a realização precoce de uma TAC e uma avaliação utilizando a pontuação EP. Embora a pontuação EP seja útil e se correlacione com o prognóstico dos doentes, têm de ser avaliados relativamente muitos pontos. Além disso, Lankisch et al. (1999) também sugeriram que as alterações do PE, especialmente no espaço pararrenal, eram paralelas à gravidade da pancreatite aguda. No entanto, também indicaram que a extensão do fluido peripancreático para a área esplénica não se correlacionava com a mortalidade. Recentemente, Ishikawa et al. (2006) e De Waele et al. (2007) também se debruçaram sobre a relação entre a inflamação retroperitoneal e a pancreatite aguda. Ishikawa et al. (2006) classificaram os doentes com pancreatite aguda em 5 graus. De Waele et al. (2007) relataram um novo sistema de pontuação baseado nos sinais de inflamação sistémica na TC como pontuação de inflamação EP na TC. Embora estas classificações tenham um bom poder preditivo dos resultados, os médicos têm de compreender a complicada anatomia retroperitoneal e avaliar muitos aspectos.

A necrose do pâncreas desenvolve-se em 5-20% dos doentes com pancreatite aguda. Este parâmetro é considerado por alguns autores como o mais importante para prever a morbilidade e mortalidade, uma vez que tem sido relacionado com a duração do internamento, complicações locais e mortalidade. Por esta razão, a avaliação da necrose pancreática foi adicionada ao grau de TC, resultando no índice de gravidade da TC (Banks et al 2006).

A falência de órgãos (e particularmente a falência de órgãos multissistémicos), mais do que a extensão da necrose, é mais importante na morbilidade e mortalidade da pancreatite aguda (Bollen et al. 2006). Vários estudos demonstraram que as complicações infecciosas (peri) pancreáticas (CPI), mais do que a presença de necrose, são um fator determinante da elevada morbilidade e mortalidade em doentes com pancreatite aguda. Uma vez que a extensão total do processo necrótico ocorre pelo menos 4 dias após o início dos sintomas e que uma TC precoce pode, por conseguinte, subestimar a gravidade final da doença, é desejável efetuar uma TC na admissão e repetir a TC para reavaliação 2 ou 3 dias mais tarde (Otsuki et al. 2006).

Não existe um índice simples e fiável para prever o agravamento da pancreatite aguda nas fases iniciais. O reconhecimento precoce da doença grave e a aplicação da terapêutica adequada requerem vigilância, uma vez que as decisões relativas ao tratamento têm de ser tomadas pouco tempo após a admissão, frequentemente nas primeiras 24 horas (Otsuki et al. 2006). A pontuação de Ranson é criticada porque requer 48 horas de observação para o julgamento da gravidade, atrasando assim o tratamento adequado após o início da dor. A CECT pode determinar a gravidade da pancreatite nas primeiras 24 horas após o início da dor.

2.10 Princípio básico da TC

O princípio básico da TC é que a estrutura interna de um objeto pode ser reconstruída a partir de múltiplas projecções do objeto. Pensa-se que o objeto é constituído por múltiplos blocos quadrados. A projeção pode ser obtida fazendo passar um feixe de raios X através dos blocos e medindo a radiação transmitida. Todas as somas de raios horizontais e verticais são adicionadas para produzir uma imagem. As projecções de raios são formadas pela varredura de uma secção transversal fina do corpo com um feixe estreito de raios X e pela medição da radiação transmitida com um detetor de radiação sensível. O detetor não forma a imagem. Ele soma a energia de todos os fotões transmitidos. Os dados numéricos de múltiplas somas de raios são processados por computador para reconstruir uma imagem (Corfield et al. 1985).

Equipamentos e metodologia de base

As principais áreas e equipamentos para gerar uma imagem de TC incluem

1. Área do doente
2. Consola do operador
3. Sala de computadores e
4. Consola de visualização de diagnóstico

Área do doente

É uma sala separada que contém a mesa do doente e o pórtico. A mesa do doente é automatizada na direção vertical e horizontal para que o doente possa ser corretamente posicionado no pórtico. O doente é normalmente colocado em posição supina e imobilizado. O posicionamento é assistido por luz de posicionamento, pórticos, tubo de raios X e detectores e pode ser angulado 20 a 30 graus cranialmente ou caudalmente.

Consola do operador

É colocado ao lado da área do doente, separado por um vidro de chumbo, para que o técnico possa ver a área do doente a partir do seu quarto. Após o posicionamento do doente, o técnico controla o sistema de TC a partir da consola do operador. Os dados do doente (nome, idade, sexo) e alguns parâmetros técnicos (tamanho do pixel, espessura do corte, etc.) seleccionados pelo técnico, têm de ser introduzidos no computador antes de se iniciar o exame.

Número CT ou unidade Hounsfield (H):

É definida como uma comparação relativa da atenuação de raios X de cada voxel de tecido com um volume igual de água.

Importância do número de CT:

O cálculo permite que o computador apresente a informação sob a forma de uma imagem com uma grande escala de cinzentos.

Nível da janela e Largura da janela:

O centro do número CT é designado por "nível da janela". Acima e abaixo do nível da janela designa-se por "largura da janela".

Técnica geral de tomografia computorizada:

A técnica do exame de TAC é simples, mas pode variar em função de algumas circunstâncias invulgares, da anatomia e da informação pretendida. O mais comum é o doente ser examinado em posição supina. Inicialmente, efectua-se uma TC sem contraste, seguida de uma TC com contraste de duas fases que se estende do diafragma até à crista ilíaca com uma lâmina de 10 mm de espessura. Os doentes recebem meio de contraste oral e intravenoso antes da TC.

São administrados cinquenta mililitros de material de contraste iodado não-iónico intravenoso 300-350 mg de iodo/ml a um caudal de 3,0 a 3,5 ml/s através de uma linha de calibre 19 numa veia cubital. Os dados da fase arterial e da fase venosa portal são adquiridos 25 s e 60-65 s após o início da injeção intravenosa do meio de contraste, respetivamente.

A fase arterial inicial é realizada na parte superior do abdómen, desde os níveis do corpo vertebral de T11 a L3, e a segunda fase do exame, dominante no portal, é realizada desde o diafragma até à sínfise púbica. A maioria dos doentes recebe 1000 ml de água misturada com contraste oral 45-60 minutos antes do estudo. São administrados 200-250 ml adicionais de contraste oral imediatamente antes do exame. A área de exame vai desde o diafragma até à crista ilíaca e é efectuada durante a contenção da respiração. Todas as imagens são visualizadas com nível de janela (40-50H) e largura de janela de 450.

2.11 TAC na pancreatite aguda

A tomografia computorizada com contraste é o método de imagem mais útil em doentes com pancreatite aguda moderada ou grave. Os exames são normais em 15-30% dos doentes com pancreatite ligeira (Mergener e Baillie 1998). As complicações da pancreatite aguda que podem ser reconhecidas na tomografia computorizada abdominal incluem colecções de líquido pancreático, complicações gastrointestinais e biliares, envolvimento de órgãos sólidos, complicações vasculares e ascite pancreática (Casas et al. 2004) **Indicação**

Muitos doentes com pancreatite aguda não necessitam de uma TAC na admissão ou em qualquer altura durante o internamento. Uma indicação razoável para uma TAC na admissão (mas não necessariamente uma TAC com contraste intravenoso) é distinguir a pancreatite aguda de outra doença intra-abdominal grave, como uma úlcera perfurada. Uma indicação razoável para uma TAC com contraste alguns dias após a admissão é distinguir a pancreatite intersticial da pancreatite necrosante quando há evidência clínica de maior gravidade. Podem ser necessários exames adicionais de TC com contraste em intervalos durante o internamento para detetar e monitorizar a evolução das complicações intra-abdominais da pancreatite aguda, como o desenvolvimento de necrose organizada, pseudocistos e complicações vasculares, incluindo pseudoaneurismas (Freeny 1993).

Importância da NECT na pancreatite aguda

Quando existe uma insuficiência renal significativa (geralmente uma creatinina superior a 1,5 mg/dl) ou uma história de alergia significativa ao corante de contraste, a TAC deve ser efectuada sem a utilização de contraste intravenoso. (Cox et al, 2004).

Embora a distinção entre pancreatite intersticial e necrosante não possa ser feita na ausência de realce pelo contraste, uma TAC sem realce fornece algumas informações importantes de acordo com os critérios de gravidade de Balthazar-Ranson. Além disso, a extensão da necrose pode não ser tão importante na morbilidade e mortalidade da pancreatite necrotizante como se pensava. A falência de órgãos (e particularmente a falência de órgãos multissistémicos), mais do que a extensão da necrose, parece ser mais importante na morbilidade e mortalidade da pancreatite aguda no contexto clínico (Bollen et al. 2006). No entanto, uma vez que persistem preocupações quanto ao potencial de extensão da necrose e exacerbação da insuficiência renal após a utilização de meios de contraste intravenosos, é importante uma hidratação intravenosa vigorosa para efeitos de reanimação intravascular durante e após a CECT (Otsukiet et al. 2006)

Tempo de TC
Existe controvérsia relativamente ao momento durante o curso da pancreatite aguda em que a TC deve ser efectuada. A maioria dos autores aceita um estudo inicial por TC, mas estabelece intervalos muito variáveis entre o início dos sintomas e a realização do exame, que vão desde 48 horas a 10 dias. Alguns autores recomendam a realização de TC entre 3 a 10 dias após a hospitalização por pancreatite aguda grave, alegando que a TC é difícil de interpretar antes das 72 horas e que as áreas de necrose são melhor visualizadas após esse período. No entanto, uma vez que a necrose se desenvolve nos primeiros 2-4 dias após o início dos sintomas e raramente progride, seria claramente vantajoso obter um conhecimento precoce deste fator, realizando a TC mais cedo para estimar o prognóstico. Assim, o melhor momento e a melhor forma de realizar estudos de TC que produzam resultados óptimos para avaliar a gravidade da pancreatite aguda permanecem incertos.
A distinção entre pancreatite intersticial e necrosante pode ser feita muito mais facilmente quando se obtém um exame de TC com contraste (CECT) no segundo ou terceiro dia após a admissão, em vez de no momento da admissão. De acordo com o estudo de Casas et al. (2004), os exames precoces efectuados no prazo de 72 horas após o início dos sintomas foram precisos, sem a utilização de material de contraste intravenoso, para classificar a doença como ligeira ou grave.

Limitação da TC na pancreatite aguda
A CECT não é capaz de detetar detritos necróticos em colecções predominantemente fluidas e é incapaz de discriminar entre colecções estéreis e infectadas.

2.12 Aspeto da TC da pancreatite aguda (Otsukiet et al .2006)

Aspeto da TC de uma pancreatite aguda ligeira
Na pancreatite ligeira, as características da TC variam entre um pâncreas de aspeto normal, sem anomalias peripancreáticas, e um aumento difuso e atenuação heterogénea da glândula com má definição do bordo. A inflamação peripancreática resulta num cordão nebuloso ou reticular da gordura circundante.

Aspeto da TC da pancreatite aguda grave
Na pancreatite grave, para além das características acima mencionadas, pode estar presente uma falta de realce normal de parte do pâncreas ou de todo o pâncreas, o que é compatível com necrose. A área de ausência de realce, especialmente 3 cm ou 30% do volume pancreático, foi considerada um sinal fiável de necrose na TC. Outras características da pancreatite grave incluem uma alteração inflamatória peripancreática mais extensa do que a observada na pancreatite aguda ligeira. Normalmente, isto está associado a colecções focais de fluidos. A ascite pode representar uma área de densidade de líquido no abdómen. Por vezes, pode ser observado derrame pleural (mais à esquerda).

Capítulo 3
3. MATERIAIS E MÉTODOS

3.1 Abordagem de investigação

Este estudo prospetivo foi realizado no departamento de Radiologia e Imagiologia, BIRDEM, durante um período de dois anos, de 1st de julho de 2011 a 30th de junho de 2013, com o objetivo de descobrir a correlação entre o índice de gravidade da TC e o resultado do doente na pancreatite aguda. Os doentes com suspeita clínica e diagnóstico bioquímico de pancreatite aguda encaminhados para o departamento de Radiologia e Imagiologia do Departamento de Gastroenterologia (GHPD), BIRDEM para investigação imagiológica foram incluídos neste estudo. Foram incluídos os doentes que realizaram TC com contraste 7 dias após o início dos sintomas. Inicialmente, foi incluído neste estudo um número de 105 indivíduos calculados estatisticamente. Após a realização da TAC com contraste, os parâmetros de resultados não estavam disponíveis em 9 indivíduos. Assim, no final, foram incluídos neste estudo 96 indivíduos, dos quais 60 eram do sexo masculino e 36 do sexo feminino, com idades compreendidas entre os 20 e os 63 anos. Todos os indivíduos seleccionados foram submetidos a TC helicoidal do abdómen com contraste. A informação demográfica foi registada prospectivamente e comprovada através da inspeção dos registos médicos. A informação incluía a idade, o género e os níveis de enzimas séricos do indivíduo. Todos os indivíduos do estudo foram acompanhados até à alta para observar o resultado.

A medição do índice de gravidade da pancreatite aguda por TC foi efectuada inicialmente pelo investigador e os resultados foram confirmados pelo radiologista consultor do Departamento de Radiologia e Imagiologia do BIRDEM, que não conhecia o nível de enzimas séricas do doente para eliminar o viés de observação. Os indivíduos foram classificados como ligeiros, moderados e graves pelo índice de gravidade da TC. A condição clínica do indivíduo foi avaliada pela pontuação do Prognóstico de Glasgow e categorizada também nas classes ligeira, moderada e grave. Em seguida, a concordância entre estes sistemas de pontuação foi calculada pelo teste Kappa para observar se o índice de gravidade da TC se correlaciona com a condição clínica (pela pontuação de prognóstico de Glasgow) dos indivíduos. Foi efectuado um teste de regressão linear simples entre o índice de gravidade da TC e o resultado do doente (presença de falência de órgãos, necessidade de intervenção cirúrgica e necessidade de internamento hospitalar em termos de dias) para descobrir a relação entre eles. A história clínica, os resultados laboratoriais das enzimas séricas e os resultados da tomografia computorizada foram recolhidos numa folha de recolha de dados previamente concebida (Anexo I)

3.2 Conceção do estudo - Estudo prospetivo

3.3 Duração do estudo-2 anos, com início em 1st julho de 2011 a 30th junho de 2013.

3.4 Local do estudo: O estudo foi efectuado no departamento de Radiologia e Imagiologia, em colaboração com o departamento de GHPD, BIRDEM.

3.5 Considerações éticas

Antes do início deste estudo, o protocolo de investigação foi aprovado pelo comité de análise ética (comité de ética local, BADAS). Os objectivos do estudo, juntamente com os seus procedimentos, riscos e benefícios, foram explicados aos participantes numa língua local facilmente compreensível e, em seguida, foi obtido o consentimento informado por escrito de cada participante. Foi assegurado que todas as informações e registos seriam mantidos confidenciais e que o procedimento seria útil tanto para os médicos como para os doentes para o diagnóstico exato da pancreatite aguda por TC, que é não invasivo, económico, menos demorado e adequado para doentes doentes.

3.6 Seleção de doentes

Critérios de inclusão:

    1. Casos de pancreatite aguda diagnosticados clínica e bioquimicamente.

Critérios de exclusão:

    2. Indisponibilidade dos parâmetros de resultados.

3. 7Tamanho da amostra

A dimensão da amostra foi determinada pela seguinte fórmula

$$n = \frac{z^2\,pq}{d^2}$$

Onde,

n= a dimensão da amostra desejada para medir os diferentes indicadores z= o desvio normal padrão, geralmente fixado em 1,96 ao nível de 5%, o que corresponde a um nível de confiança de 95%.

A proporção-alvo assumida foi p para ter uma determinada caraterística e q=1-p, neste caso p=0,50 d foi o nível de exatidão considerado como 5%. O grau de exatidão d, que se assume, é de 0,05

Colocando o valor na equação acima, o tamanho da amostra n foi estimado como

$$\frac{3.84 \times 0.5 \times 0.5}{0.05^2}$$

=384

n=384 (dimensão da amostra-alvo)

Observou-se que 5-6 pacientes preenchiam os critérios de inclusão e exclusão num mês. A duração do estudo foi de 24 meses e a dimensão da população foi estimada em 144; se N fosse inferior a 10 000, a dimensão da amostra necessária seria menor. Neste caso, a amostra final foi estimada (nf) utilizando a seguinte fórmula.

$$n_f = \frac{n}{1+\dfrac{n}{N}} = \frac{384}{1+\dfrac{384}{144}} = 384 / 3.67 = 104.64 \approx 105$$

Onde nf = o tamanho desejado da amostra, quando a população for inferior a 10.000

n= a dimensão da amostra pretendida, quando a população é superior a 10 000

N = estimativa do tamanho da população.

De acordo com esta fórmula, a dimensão final estimada da amostra era de 105.

3.   8Método de amostragem

Os sujeitos foram seleccionados por amostragem intencional

3.9 Técnica de digitalização

Preparação do doente antes do exame de TC

Os doentes foram devidamente aconselhados e tranquilizados relativamente ao procedimento de exame, a fim de reduzir a sua apreensão e obter a sua total cooperação. Foi obtido o consentimento informado de cada um dos doentes.

Máquina de TAC

A TAC foi efectuada num scanner helicoidal de duplo corte (Siemens, Somatom Emotion Dueo)

Os parâmetros de TC foram os seguintes:

120 kVp, 300 mAs, configuração do detetor de 8*1,25 mm, colimação do feixe de 10,0 mm, velocidade da mesa de rotação de 8,75 mm, espessura da secção de 10 mm, campo de visão de 33 cm, pitch 1,5, tempo de rotação da gantry de 0,5 s com uma espessura de corte reconstruída de 05 mm na região pancreática.

Técnica de digitalização

Todos os doentes foram submetidos a TC sem contraste, seguida de TC com contraste de fase dupla, desde o diafragma até à crista ilíaca, com cortes de 10 mm de espessura.

Foram administrados cinquenta mililitros de material de contraste iodado não-iónico intravenoso 370 mg iodo/ml a um caudal de 3,0 a 3,5 ml/s através de uma linha de calibre 19 numa veia cubital. Os dados da fase arterial e da fase venosa portal foram adquiridos 25 s e 60-65 s após o início da injeção intravenosa do meio de contraste, respetivamente.

A fase arterial inicial foi realizada na parte superior do abdómen, desde os níveis do corpo vertebral de T11 a L3, e a segunda fase do exame, dominante no portal, foi realizada desde o diafragma até à sínfise púbica.

O contraste oral iodado solúvel em água não era obrigatório para estes doentes porque alguns deles não podiam ingerir muita água devido a dores abdominais. A maioria dos doentes recebeu 1000 ml de contraste oral misturado com água durante 45-60 minutos antes do estudo. Foi administrado um volume adicional de 200-250 ml de contraste oral imediatamente antes do exame. A área de exame foi desde o diafragma até à crista ilíaca e foi efectuada durante a contenção da respiração.

Todos os doentes foram submetidos a um exame de tomografia computorizada para medir o índice de gravidade da pancreatite aguda. No início, a tomografia foi avaliada pelo investigador e depois confirmada por um radiologista consultor do Departamento de Radiologia e Imagiologia.

Todas as imagens foram visualizadas com nível de janela (40-50H) e largura de janela de 450. As tomografias foram também avaliadas para detetar inflamação peripancreática, coleção de líquido peripancreático, coleção de líquido peri-renal/subcapsular, derrame pleural, consolidação basal do pulmão, derrame pericárdico, colitíase e/ou coledocolitíase.

Índice de gravidade da TC: (Mortele et al, 2004)		
	Indicador de prognóstico	**Pontos**
	Pâncreas normal	0
Inflamação pancreática	Anomalias pancreáticas intrínsecas com ou sem alterações inflamatórias na gordura peripancreática	2
	Coleção de líquido pancreático ou peripancreático ou necrose da gordura peripancreática	4
	Nenhum	0
Necrose pancreática	<30%	2

Índice de gravidade da TC: (Mortele et al, 2004)		
	>30%	4
Complicações extrapancreáticas (um ou mais derrame pleural, ascite, complicações vasculares, complicações parenquimatosas ou envolvimento do trato gastrointestinal)		2

A análise da imagem para cada caso foi avaliada utilizando o índice de gravidade da TC modificado e categorizada como ligeira (0-2 pontos), moderada (4-6 pontos) ou grave (8-10 pontos).

Sistemas de pontuação de prognóstico de Glasgow (para estadiamento clínico)

Para prever a pancreatite grave, o sistema de Glasgow (Mortele et al, 2004) é um sistema de prognóstico simples que utiliza 8 factores [contagem de glóbulos brancos, glicose, ureia, P_{O2}, cálcio, LDH, transaminases (SGOT, SGPT), albumina] durante as primeiras 48 horas após a admissão por pancreatite. É atribuído um ponto se um determinado ponto de rutura for atingido em qualquer altura durante esse período de 48 horas. Os parâmetros e os pontos de rutura são:

- Albumina sérica <32 g/L (3,2 g/dL) = 1 ponto
- P_{O2} arterialem ar ambiente <8kPa   (60 mmHg) = 1   ponto
- Cálcio sérico   <2 mmols/L   (8 mg/dL) = 1 ponto
- Glicemia >10,0 mmols/L (180 mg/dL) = 1 ponto
- DHL sérica>600   unidades/L =1   ponto
- Azoto sérico >16,1 mmols/L (45 mg/dL)   =1 ponto
- Contagem de leucócitos >15 x 10^A 9/L (15 x 10^A 3/microlitro) = 1 ponto
- Transaminases (SGOT e SGPT) >200 UI/L = 1 ponto

A adição dos pontos de parâmetro produziu os critérios de prognóstico de Glasgow. A pontuação variava de 0 a 8. Se a pontuação fosse de 0-2, a probabilidade de pancreatite ligeira era elevada. Se a pontuação fosse 3-4, a probabilidade de pancreatite moderada era elevada e se a pontuação fosse 5, a probabilidade de pancreatite mais grave era maior.

A disfunção nos sistemas de órgãos foi definida como:

1. A insuficiência respiratória foi definida como uma P_{O2} inferior a 60 mm Hg ou pela necessidade de suporte ventilatório.
2. A falência do sistema cardiovascular foi definida como uma pressão arterial sistólica inferior a 90 mm Hg na ausência de hipovolemia com sinais de hipoperfusão periférica ou pela necessidade de infusão contínua de agentes vasopressores ou inotrópicos para manter uma pressão arterial sistólica superior a 90 mm Hg.
3. A insuficiência renal foi definida como um nível de creatinina sérica superior a 300 pmol/L ou débito urinário inferior a 500 ml/24 horas ou inferior a 180 ml/8 horas, ou pela necessidade de diálise hemo ou peritoneal.
4. A falência do sistema nervoso central foi definida como uma pontuação na Escala de Coma de Glasgow superior a 6 na ausência de sedação ou pelo início súbito de confusão ou psicose.
5. A insuficiência hepática foi definida como níveis séricos de bilirrubina superiores a 100 pmol/L ou níveis de fosfatase alcalina superiores a três vezes o limite superior do intervalo normal. A insuficiência do sistema hematológico será definida como um nível de hematócrito inferior a

20%, leucócitos inferiores a 2.000/mm^3 , ou contagem de plaquetas inferior a 40.000/mm^3 .

3.10 Medição de variáveis

A. Variáveis demográficas
- Idade
- Sexo

B. Variáveis clínicas
- Dor abdominal
    - Suave
    - Moderado
    - Grave
- Aumento da temperatura
- Vómitos
- Massa abdominal
- Edema
- Descoloração periumbilical
- Descoloração do flanco

B Variáveis laboratoriais
- Leucócitos (Cmm)
- Hb (gm/dl)
- ESR (mm em 1st hr)
- SGOT (U/L)
- SGPT (U/L)
- Amilase (U/L)
- Lipase (U/L)
- Creatinina sérica (mg/dl)
- RBS (mmol/L)
- LDH
- Albumina sérica (gm/L)
- Cálcio (mg/dl)
- Po2

C. Variáveis de resultados dos doentes
- Remissão completa
- Complicações locais
- Complicações sistémicas
- Morte
- Necessidade de intervenção cirúrgica
- Falha de CVS (Choque)
- Insuficiência respiratória
- Insuficiência hepática
- Insuficiência renal
- Falha do SNC
- Duração do internamento hospitalar (em dias).

D. Variáveis topográficas computorizadas
- Inflamação pancreática sem envolvimento da gordura peripancreática
- Inflamação pancreática com envolvimento da gordura peripancreática
- Sem evidência de necrose pancreática
- Necrose pancreática inferior a 30%
- Necrose pancreática superior a 30%
- Formação de flegmão
- Envolvimento da fáscia renal
- Ascite
- Derrame pleural

D. Variáveis do índice de gravidade da tomografia computorizada
  • Suave
  • Moderado
  • Grave

3.11 Recolha de dados

Depois de informadas todas as informações necessárias sobre o estudo de investigação e de obtido o consentimento informado por escrito do doente, os dados foram recolhidos numa folha de recolha de dados pré-concebida, conforme mencionado no Anexo I. Os dados foram recolhidos a partir da fonte primária relativamente à história clínica, aos relatórios de lipase e/ou amilase séricas e aos resultados da tomografia computorizada.

3.12 Análise estatística dos dados

Todos os dados relevantes recolhidos foram, em primeiro lugar, compilados numa tabela principal. Em seguida, os dados foram organizados utilizando uma calculadora científica e fórmulas estatísticas padrão. A análise estatística dos resultados foi efectuada através de um programa informático concebido como o pacote estatístico para as ciências sociais (SPSS) e os resultados foram apresentados em tabelas e diagramas. A categorização da pancreatite aguda como ligeira, moderada e grave pelo índice de gravidade da TC foi comparada com a condição clínica do indivíduo avaliada pela escala de coma de Glasgow (categorizada como ligeira, moderada e grave). Em seguida, a concordância entre estes sistemas de pontuação foi calculada pelo teste Kappa para observar se o índice de gravidade da TC era comparável à condição clínica dos indivíduos. A significância foi considerada com um valor de 'p' < 0,05.

Segue-se uma lista mais completa de como o Kappa pode ser interpretado:

Kappa	Interpretação
< 0	Mau acordo
0.0 - 0.20	Ligeiro acordo
0.21 - 0.40	Acordo justo
0.41 - 0.60	Acordo moderado
0.61 - 0.80	Acordo substancial
0.81 - 1.00	Acordo quase perfeito

Capítulo 4
4. OBSERVAÇÕES E RESULTADOS

Um número total de 96 indivíduos foi incluído no presente estudo prospetivo transversal no departamento de Radiologia e Imagiologia, BIRDEM, durante o período de estudo de dois anos, para descobrir a correlação entre o índice de gravidade da TC e o resultado do doente na pancreatite aguda. Foram incluídos neste estudo doentes com suspeita clínica e diagnóstico bioquímico de pancreatite aguda encaminhados para o departamento de Radiologia e Imagiologia do Departamento de Gastroenterologia (GHPD) do BIRDEM para investigação imagiológica. Dos 96 indivíduos, 60 eram do sexo masculino e 36 do sexo feminino, com idades compreendidas entre os 20 e os 63 anos. Todos os indivíduos seleccionados foram submetidos a TC helicoidal do abdómen com contraste. Foi efectuada a medição do índice de gravidade da pancreatite aguda por TC e os indivíduos foram classificados como ligeiros, moderados e graves pelo índice de gravidade da TC. A condição clínica do indivíduo foi avaliada pela pontuação de prognóstico de Glasgow e classificada também nas classes ligeira, moderada e grave. Em seguida, a concordância entre estes sistemas de pontuação foi calculada pelo teste Kappa para observar se o índice de gravidade da TC se correlaciona com a condição clínica (pela pontuação de prognóstico de Glasgow) dos indivíduos. Foi efectuado um teste de regressão linear simples entre o índice de gravidade da TC e os resultados dos sujeitos (presença de falência de órgãos, necessidade de intervenção cirúrgica e necessidade de internamento hospitalar em termos de dias) para determinar a relação entre eles.

4.1 Distribuição etária dos participantes no estudo.

Foi incluído no estudo um total de 96 doentes, divididos em quatro grupos etários. A idade média dos indivíduos do estudo foi de 35,48 ± 14,59 anos. A idade variou entre 20 e 63 anos e o número máximo foi encontrado no grupo etário dos 21 aos 40 anos. (Tabela I)

Tabela I: Distribuição etária dos sujeitos do estudo (n=96)

Idade (em anos)	Número de sujeitosPercentagem	
<21	0909	.37
21-40	3637	.50
41-59	2829	.16
>60	2323	.79
Total		96100%
Média ± DP (Mínimo - Máximo) idade em anos	35.48 ± 14.59 (20-63)	

4.2 Distribuição por género dos participantes no estudo.

Esta figura mostra a distribuição por sexo dos doentes do estudo. O número de homens foi de 60

(62,50%) e o de mulheres de 36 (37,50%). O rácio entre homens e mulheres foi de quase 1,6:1.

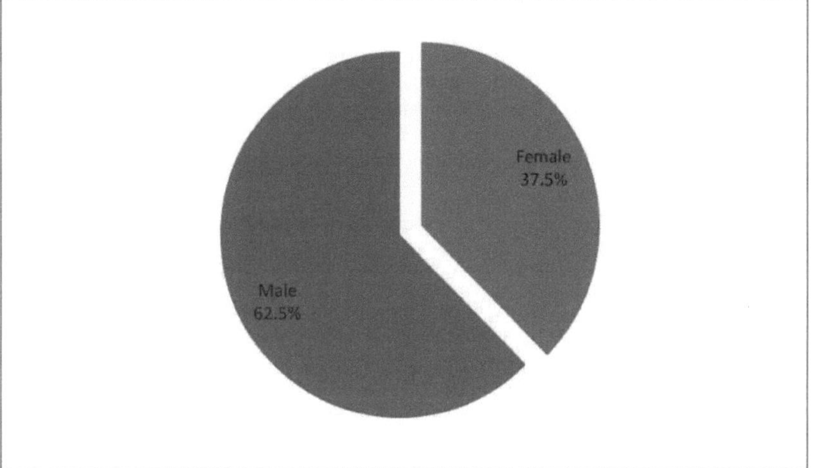

Figura 1: Gráfico de pizza mostrando a distribuição por género dos sujeitos do estudo.

4.3   Factores de risco de pancreatite aguda entre os indivíduos do estudo.

Observou-se que a pancreatite aguda estava associada a hipertrigliceridemia (19,79%), cálculo biliar (12,5%), pós-CPRE (6,25%) e alcoolismo (2,08%). A etiologia não foi identificada em 59,73% dos indivíduos. (Tabela II)

Table II: Factores de risco de pancreatite aguda entre os indivíduos do estudo (n=96)

Factores de risco	Número de indivíduos	Percentagem
Desconhecido	57	59.73
Hipertrigliceridemia	19	19.79
Pedra na vesícula	12	12.50
Após CPRE	06	6.25
Alcoolismo	02	2.08

***Foram obtidas respostas múltiplas e a hipertrigliceridemia foi definida como o nível de**

triglicéridos >150 mg/dl.
4.4 Apresentação clínica dos sujeitos do estudo.
No presente estudo, a maioria dos indivíduos com pancreatite aguda apresentava dor abdominal (ligeira em 36,45%, moderada em 31,25% e grave em 20,08%). Os indivíduos apresentavam temperatura elevada (20,08%), vómitos (54,41%) e edema (25%). Alguns (27,8%) apresentavam uma massa abdominal palpável. Poucos indivíduos com pancreatite aguda grave apresentavam descoloração periumbilical (12,5%) e descoloração do flanco (10,41%). (Tabela III)

Table III: Apresentação clínica dos indivíduos do estudo (n=96)

Apresentações clínicas	Número de indivíduos	Percentagem
Dor abdominal		
Suave	35	36.45
Moderado	30	31.25
Grave	20	20.08
Aumento da temperatura	61	63.54
Vómitos	52	54.41
Massa abdominal	26	27.08
Edema	24	25.00
Descoloração periumbilical	12	12.50
Descoloração do flanco	10	10.41

***Foram obtidas respostas múltiplas.**
4.5 Resultados laboratoriais dos sujeitos do estudo.
Todos os indivíduos apresentavam níveis séricos elevados de amilase (798,97 ± 311,22 u/l) e lipase

(1061,59 ± 584,22 u/l). Apresentavam uma VSG aumentada (40,50 ± 14,39 mm em 1st hora), SGOT (58,29 ± 20,67 U/L), SGPT (65,15 ± 72,90 U/L) e uma diminuição do nível de cálcio sérico (8,53 ± 0,95 mg/dl). Os níveis de RBS e HbA1c eram de 10,67 ± 1,10 mmol/L e 9,57 ± 2,54%, respetivamente. O nível de heamoglobina era de 11,62 ± 7,45 gm/dl e a contagem de leucócitos era de 12091 ± 3799 /Cmm. O nível médio de albumina sérica foi de 32,35 gm/L e a creatinina foi de 3,96 ± 1,25 mg/dl.

Table IV: **Resultados laboratoriais dos indivíduos do estudo (n=96)**

Variáveis	Medição
Leucócitos (média ± DP; Cmm)	12091 ±3799
Hb (média ± DP; gm/dl)	11.62 ± 7.45
VSG (média ± DP; mm em 1st hr)	40.50 ± 14.39
SGOT (média ± DP; U/L)	58.29 ± 20.67
SGPT (média ± DP; U/L)	65.15 ± 72.90
Amilase (média ± DP; U/L)	798.97 ± 311.22
Lipase (média ± DP; U/L)	1061.59 ± 584.22
Creatinina sérica (média ± DP; mg/dl)	3.96 ± 1.25
RBS (média ± DP; mmol/L)	10.67 ± 1.10
HbA1c (média ± DP; %)	9.57 ± 2.54

Albumina sérica (média ± DP; gm/L)	32.35 ± 2.37
Cálcio (média ± DP; mg/dl)	8.53 ± 0.95

4.6 Resultados clínicos dos participantes no estudo
Cerca de 42,7% dos indivíduos ficaram completamente curados. Foram observadas várias complicações (locais, 30,28% e sistémicas, 22,91%). Foi necessária uma intervenção cirúrgica em 16,67% dos indivíduos. O choque foi observado em 34,37% dos indivíduos. Registou-se insuficiência respiratória (7,29%), insuficiência hepática (3,12%), insuficiência renal (2,08%) e insuficiência do SNC (1,04%). Observou-se que a morte ocorreu em 3,12% dos indivíduos. O tempo médio (± DP) de internamento hospitalar foi de 10,45 (± 4,55) dias. (Tabela V)

Table V: Resultado clínico dos indivíduos do estudo (n=96)

Resultado	Número de indivíduos	Percentagem
Remissão completa	41	42.70
Complicações locais	29	30.28
Complicações sistémicas	22	22.91
Morte	03	03.12
Necessidade de intervenção cirúrgica	16	16.67
Falha de CVS (Choque)	33	34.37

Insuficiência respiratória	07	07.29
Insuficiência hepática	03	03.12
Insuficiência renal	02	02.08
Insuficiência do SNC	01	01.04
Permanência hospitalar em dias (média ± DP)	10.45 ± 4.55	

***Foram obtidas respostas múltiplas.**

4.7 Resultados da tomografia computadorizada dos sujeitos do estudo

Verificou-se que o aumento difuso do pâncreas foi registado em 29,16% dos indivíduos. A inflamação pancreática com e sem envolvimento da gordura peripancreática foi observada em 27,08% e 72,91% dos indivíduos, respetivamente. A TC revelou formação de pseudoquistos (13,54%), ascite (30,20%), envolvimento da fáscia renal (46,87%) e derrame pleural (37,5%). Foi revelada necrose pancreática (mais de 30% em 29,16% e menos de 30% em 38,54%). (Tabela VI)

Tabela VI: Achados da tomografia computadorizada dos indivíduos do estudo (n=96)

Achados da tomografia computorizada	Número de indivíduos	Percentagem
Inflamação pancreática sem envolvimento da gordura peripancreática	70	72.91
Inflamação pancreática com envolvimento da gordura peripancreática	26	27.08

Inflamação pancreática sem evidência de necrose pancreática	31	32.29
Alargamento difuso	28	29.16
Necrose pancreática inferior a 30%	37	38.54
Necrose pancreática superior a 30%	28	29.16
Formação de pseudocistos	16	16.67
Envolvimento da fáscia renal	45	46.87
Ascite	29	30.20
Derrame pleural	36	37.50

***Foram obtidas respostas múltiplas.**

4.8 Associação da gravidade entre a pontuação clínica e o índice de gravidade da TC na pancreatite aguda

A gravidade da pancreatite aguda foi avaliada pelos achados clínicos com base na pontuação de prognóstico de Glasgow e no índice de gravidade da TC modificado. A análise das imagens de cada caso foi avaliada utilizando o índice de gravidade da TC modificado e categorizada como ligeira (0-2 pontos), moderada (4-6 pontos) ou grave (8-10 pontos). A pontuação prognóstica de Glasgow variou de 0 a 8. Se a pontuação fosse de 0-2, a probabilidade de pancreatite ligeira era elevada. Se a pontuação fosse 3-4, a probabilidade de pancreatite moderada era elevada e se a pontuação fosse 5, a probabilidade de pancreatite mais grave era maior. Os resultados da análise do intérprete foram Kappa = 0,852 com $p < 0,001$ quando se comparou a associação da gravidade através da pontuação clínica e da pontuação da gravidade da TC. Esta medida de concordância, embora estatisticamente significativa, foi uma concordância quase perfeita.

Tabela VII: Associação da gravidade entre a pontuação clínica e o índice de gravidade da TC na pancreatite aguda

Métodos	Gravidade (n/%)			_Total
	Suave	Moderado	Grave	
Clínica	39 (40.62)	36 (37.50)	21 (17.88)	96 (100)
TAC	38 (39.58)	35 (36.45)	23 (19.97)	96 (100)

(Kappa=0,852, valor p =0,001)

Medida de concordância (*Kappa*)	Assymp. Erro Std.	Apporx. T	valor *p*
0.852	0.088	8.879	0.001

4.9 Alteração de alguns parâmetros laboratoriais durante a admissão e a alta em diferentes grupos

Observou-se que houve uma redução acentuada da amilase, lipase, SGOT e SGPT séricas na pancreatite ligeira e que todos os marcadores quase atingiram o valor de referência durante a alta. Durante a alta, as reduções de vários marcadores foram menores na pancreatite moderada. Na pancreatite grave, os níveis séricos de amilase, lipase, SGOT e SGPT mantiveram-se inalterados durante a alta, em comparação com os níveis da admissão.

Quadro VII: Alteração de alguns parâmetros laboratoriais durante a admissão e a alta nos diferentes grupos

Grupos de gravidade da TC	Durante a admissão	Durante a descarga

	SGOT (média ± DP; U/L)	
Suave	50.47 ±6.36	25.75±4.72
Moderado	53.64±14.98	27.64±5.83
Grave	58.29 ± 20.67	56.54±17.87
SGPT (média ± DP; U/L)		
Suave	44.11 ±20.39	22.98±9.63
Moderado	51.63±29.67	45.73±19.91
Grave	65.15 ± 42.90	63.19±39.65
Amilase (média ± DP; U/L)		
Suave	300.64±128.36	100.36±76.37
Moderado	650.63±153.88	498.37±112.64
Grave	798.97 ± 311.22	773.45±301.53
Lipase (média ± DP; U/L)		
Suave	549.12±127.64	243.42±98.46
Moderado	876.81±372.49	693.11±172.47
Grave	1061.59 ± 584.22	923.94±510.36

Capítulo 5
5. DISCUSSÃO

A pancreatite é um processo inflamatório em que as enzimas pancreáticas autodigerem a glândula. Por vezes, a glândula cicatriza sem qualquer comprometimento da função ou alterações morfológicas; este processo é conhecido como pancreatite aguda. A pancreatite também pode ocorrer de forma intermitente, contribuindo para a perda funcional e morfológica da glândula; os ataques recorrentes são designados por pancreatite crónica. Uma vez estabelecido o diagnóstico de pancreatite aguda, são efectuados exames laboratoriais para apoiar a impressão clínica, para ajudar a definir a etiologia e para procurar complicações. O diagnóstico por imagem é desnecessário na maioria dos casos, mas pode ser efectuado quando o diagnóstico é duvidoso, quando está presente uma pancreatite grave ou quando um determinado estudo imagiológico pode fornecer informações específicas necessárias para responder a uma questão clínica. A aspiração guiada por imagem pode ser útil. Podem ser considerados testes genéticos. O tratamento depende em grande medida da gravidade. O tratamento médico da pancreatite aguda ligeira é relativamente simples. O tratamento da pancreatite aguda grave envolve cuidados intensivos; os objectivos do tratamento médico são a prestação de cuidados de suporte agressivos, a diminuição da inflamação, a limitação da infeção ou superinfeção e a identificação e tratamento das complicações, conforme adequado. A intervenção cirúrgica (aberta ou minimamente invasiva) está indicada em casos seleccionados (Li et al, 2010 e Whitcomb et al, 2008). Com o objetivo de descobrir a correlação entre o índice de gravidade da TC e o desfecho do doente na pancreatite aguda, o presente estudo prospetivo foi realizado no departamento de Radiologia e Imagiologia do BIRDEM durante um período de dois anos, tendo sido incluídos indivíduos com suspeita clínica e diagnóstico bioquímico de pancreatite aguda encaminhados para o departamento de Radiologia e Imagiologia do Departamento de Gastroenterologia (GHPD) do BIRDEM. Todos os indivíduos realizaram uma TAC com contraste 7 dias após o início dos sintomas e os que realizaram uma TAC sem contraste não foram incluídos neste estudo. Foi incluído neste estudo um total de 96 indivíduos, dos quais 60 eram do sexo masculino e 36 do sexo feminino, com idades compreendidas entre os 20 e os 63 anos. A informação demográfica foi registada prospectivamente e comprovada através da inspeção dos registos médicos. As informações incluíam a idade, o género e os níveis de enzimas séricas do indivíduo. A medição por TC do índice de gravidade da pancreatite aguda foi efectuada inicialmente pelo investigador e os resultados foram confirmados pelo radiologista consultor do Departamento de Radiologia e Imagiologia do BIRDEM, que não conhecia o nível de enzimas séricas do doente para eliminar o viés de observação. Os indivíduos foram classificados como ligeiros, moderados e graves pelo índice de gravidade da TC. Os resultados do estudo são discutidos com base no objetivo do estudo, comparando os estudos anteriores relacionados.

A pancreatite aguda afectava geralmente todos os grupos de género, especialmente os homens, que eram mais afectados do que as mulheres (David et al, 2006). Whitcomb et al (2006) referiram que, embora a idade média de início dependesse da etiologia, a maioria dos indivíduos com pancreatite aguda variava entre os 25 e os 75 anos. Observou-se um resultado semelhante relativamente às características demográficas dos indivíduos do presente estudo, em que a idade média dos indivíduos do estudo era de 35,48 (± 14,59) e a sua idade variava entre os 20 e os 63 anos. O número de homens foi de 60 (62,50%) e o de mulheres foi de 36 (37,50%), com um rácio de homens e mulheres de quase 1,6:1. Telem et al (2009) observaram que 30-75% de todos os casos de pancreatite aguda se deviam a cálculos biliares, mais de 30% dos casos de pancreatite eram devidos a complicações de abuso excessivo de álcool, 25% dos casos de pancreatite eram devidos a hipertrigliceridemia, 15% a procedimentos pós-CPRE e 10-30% eram idiopáticos. No presente estudo, verificou-se que a pancreatite aguda estava associada a hipertrigliceridemia (19,79%), cálculos biliares (12,5%), pós-CPRE (6,25%) e alcoolismo (2,08%). Embora a percentagem dos factores de risco da pancreatite aguda do presente estudo não coincidisse com os resultados do estudo anterior, era comum que os mesmos factores de risco comparáveis (como no estudo anterior) fossem responsáveis pela pancreatite aguda. A diferença na percentagem dos factores de risco pode dever-se ao facto de o estudo anterior ter sido realizado em indivíduos de raça e antecedentes socioeconómicos diferentes.

No presente estudo, a maioria dos indivíduos com pancreatite aguda apresentava dor abdominal (ligeira em 36,45%, moderada em 31,25% e grave em 20,08%). Os indivíduos apresentavam temperatura elevada (20,08%), vómitos (54,41%) e edema (25%). Alguns (27,8%) apresentavam uma massa abdominal palpável. Poucos indivíduos com pancreatite aguda grave apresentavam descoloração periumbilical (12,5%) e descoloração do flanco (10,41%). Gipson et al (2007) referiram que o sintoma caraterístico da pancreatite aguda era a dor abdominal superior, geralmente acompanhada de náuseas e vómitos. Os resultados do exame físico são variáveis, mas podem incluir febre, dificuldade respiratória e distensão abdominal. Ocasionalmente, as equimoses nas paredes do corpo (sinal de Cullen no umbigo, sinal de Grey-Turner nos flancos) indicam uma pancreatite necrosante grave. Estes achados são comparáveis aos do presente estudo. Todos os indivíduos apresentavam

amilase sérica (798,97 ± 311,22 u/l) e lipase (1061,59 ± 584,22 u/l). Apresentavam uma VSG aumentada (40,50 ± 14,39 mm em 1st hora), SGOT (58,29 ± 20,67 U/L), SGPT (65,15 ± 72,90 U/L) e uma diminuição do nível de cálcio sérico (8,53 ± 0,95 mg/dl). Lempinen at el (2001) e Matull et al (2006) verificaram que os níveis de amilase e lipase séricas estavam inicialmente aumentados.

Otsuki et al (2006) verificaram que cerca de 20% das pancreatites agudas eram graves, com uma mortalidade de cerca de 20%. A necrose seria seguida por uma síndrome de resposta inflamatória sistémica e falência de órgãos. A evolução clínica posterior era então determinada pela infeção bacteriana. No presente estudo, observou-se que a morte ocorreu em 3,12% dos indivíduos. Também foram observadas várias complicações (locais, 30,28% e sistémicas, 22,91%). A intervenção cirúrgica foi necessária em 16,67% dos indivíduos. Também se registou falência de órgãos. Otsukiet et al (2006) também verificaram que, na pancreatite ligeira, as características da TC variavam entre um pâncreas de aspeto normal, sem anomalias peripancreáticas, e um aumento difuso e atenuação heterogénea da glândula com má definição do bordo. Na pancreatite grave, para além das características acima referidas, verifica-se uma ausência de realce normal de parte do pâncreas ou de todo o pâncreas, o que é compatível com necrose. A área de ausência de realce foi considerada um sinal fiável de necrose na TC. Outras características da pancreatite grave incluíam uma alteração inflamatória peripancreática mais extensa do que a observada na pancreatite aguda ligeira. Normalmente, esta alteração estava associada a colecções focais de líquido. Outros achados na tomografia computorizada foram a presença de pseudoquistos, ascite, derrame pleural, etc. O presente estudo revelou um resultado semelhante, tendo-se verificado que o aumento difuso do pâncreas foi observado em 29,16% dos indivíduos. A inflamação pancreática com envolvimento da gordura peripancreática foi observada em 27,08% dos indivíduos. A formação de pseudocistos (13,54%), ascite (30,20%), envolvimento da fáscia renal (46,87%) e derrame pleural (37,5%) também foram observados na tomografia computadorizada.

A gravidade da pancreatite aguda foi avaliada pelos achados clínicos e pelo índice de gravidade da TC. O resultado da análise dos intérpretes foi Kappa = 0,852 com p < 0,001. Esta medida de concordância, embora estatisticamente significativa, foi uma concordância quase perfeita. Este resultado reflectiu que o índice de gravidade da TC estava relacionado com os achados clínicos. Resultados semelhantes foram observados no estudo realizado por Bollen et al (2006), no qual se verificou que não existiam diferenças estatisticamente significativas entre as precisões preditivas dos sistemas de pontuação clínica e de TC e se concluiu que a precisão preditiva dos sistemas de pontuação de TC para a gravidade da PA era semelhante à dos sistemas de pontuação clínica. Observou-se que houve uma redução acentuada da amilase, lipase, SGOT e SGPT séricas na pancreatite ligeira e que todos os marcadores quase atingiram o valor de referência durante a alta. Durante a alta, as reduções de vários marcadores foram menores na pancreatite moderada. Na pancreatite grave, os níveis séricos de amilase, lipase, SGOT e SGPT mantiveram-se inalterados durante a alta, em comparação com os níveis registados na admissão. Mortele et al (2004) observaram um resultado semelhante ao do presente estudo. Verificaram que houve uma alteração acentuada dos níveis de enzimas séricas no momento da alta, que quase atingiram o nível normal na pancreatite aguda. Foi observada uma redução moderada das enzimas séricas na pancreatite moderada. No grupo grave, não se registaram alterações identificáveis das enzimas séricas durante a alta.

RESUMO, CONCLUSÃO, LIMITAÇÕES E RECOMENDAÇÕES

Resumo

Este estudo prospetivo foi realizado no departamento de Radiologia e Imagiologia, BIRDEM, durante um período de estudo de dois anos, com 96 indivíduos para descobrir a correlação entre o índice de gravidade da TC e o resultado do doente na pancreatite aguda. Todos os indivíduos seleccionados foram submetidos a TC helicoidal do abdómen com contraste. A medição do índice de gravidade da pancreatite aguda por TC foi efectuada e correlacionada com o resultado do doente (presença de falência de órgãos, necessidade de intervenção cirúrgica e necessidade de internamento hospitalar em termos de dias). A idade média dos indivíduos do estudo foi de 35,48 ± 14,59 anos. A idade variou entre os 20 e os 63 anos e o número máximo foi encontrado no grupo etário dos 21 aos 40 anos. O número de homens foi de 60 (62,50%) e o de mulheres de 36 (37,50%). O rácio entre homens e mulheres foi de quase 1,6:1.

A etiologia não foi identificada em 59,73% dos indivíduos. Observou-se que a pancreatite aguda estava associada a hipertrigliceridemia (19,79%), cálculos biliares (12,5%), pós-CPRE (6,25%) e alcoolismo (2,08%). No presente estudo, a maioria dos indivíduos com pancreatite aguda apresentava dor abdominal (ligeira em 36,45%, moderada em 31,25% e grave em 20,08%). Os indivíduos apresentavam temperatura elevada (20,08%), vómitos (54,41%) e edema (25%). Alguns (27,8%) apresentavam uma massa abdominal palpável. Poucos indivíduos com pancreatite aguda grave apresentavam descoloração periumbilical (12,5%) e descoloração do flanco (10,41%). Todos os indivíduos apresentavam níveis séricos elevados de amilase (798,97 ± 311,22 u/l) e lipase (1061,59 ± 584,22 u/l). Apresentavam um aumento dos níveis de ESR (40,50 ± 14,39 mm em 1st hora), SGOT (58,29 ± 20,67 U/L), SGPT (65,15 ± 72,90 U/L) e uma diminuição do nível de cálcio sérico (8,53 ± 0,95 mg/dl). Os níveis de RBS e HbA1c eram de 10,67 ± 1,10 mmol/L e 9,57 ± 2,54%, respetivamente. O nível de heamoglobina era de 11,62 ± 7,45 gm/dl e a contagem de leucócitos era de 12091 ± 3799 /Cmm. O nível médio de albumina sérica foi de 32,35 gm/L e a creatinina foi de 3,96 ± 1,25 mg/dl. Cerca de 42,7% dos indivíduos ficaram completamente curados. Foram observadas várias complicações (locais, 30,28% e sistémicas, 22,91%). Foi necessária uma intervenção cirúrgica em 16,67% dos indivíduos. O choque foi observado em 34,37% dos indivíduos. Registou-se insuficiência respiratória (7,29%), insuficiência hepática (3,12%), insuficiência renal (2,08%) e insuficiência do SNC (1,04%). Observou-se que a morte ocorreu em 3,12% dos indivíduos. O tempo médio (± DP) de internamento hospitalar foi de 10,45 (± 4,55) dias.

A TAC revelou um aumento difuso do pâncreas em 29,16% dos indivíduos. A inflamação pancreática com e sem envolvimento da gordura peripancreática foi observada em 27,08% e 72,91% dos indivíduos, respetivamente. A TAC revelou a formação de pseudoquistos (13,54%), ascite (30,20%), envolvimento da fáscia renal (46,87%) e derrame pleural (37,5%). Foi revelada necrose pancreática (mais de 30% em 29,16% e menos de 30% em 38,54%). A gravidade da pancreatite aguda foi avaliada pelos achados clínicos e pelo índice de gravidade da TC. Os resultados da análise do intérprete foram Kappa = 0,852 com $p < 0,001$. Observou-se que houve uma redução acentuada da amilase sérica, lipase, SGOT e SGPT na pancreatite ligeira e que todos os marcadores estavam quase na linha de base durante a alta. Durante a alta, as reduções de vários marcadores foram menores na pancreatite moderada. Na pancreatite grave, os níveis séricos de amilase, lipase, SGOT e SGPT mantiveram-se inalterados durante a alta, em comparação com os níveis da admissão.

Conclusão

Este estudo prospetivo foi realizado no departamento de Radiologia e Imagiologia para descobrir a correlação entre o índice de gravidade da TC e o resultado do doente na pancreatite aguda entre 96 indivíduos. Observou-se que o índice de gravidade da Tomografia Computorizada (TC) modificada na pancreatite aguda se correlaciona com o resultado do doente. Pode concluir-se que, durante o relatório, se este sistema de pontuação simples for aplicado, podemos facilmente medir a gravidade e determinar se o doente necessita de intervenção médica ou cirúrgica.

Assim, esta seria uma ferramenta benéfica para o médico tomar decisões rápidas sobre o tratamento do doente, bem como para o doente, aliviando rapidamente o seu sofrimento.

Limitações do estudo

Embora o investigador tenha tentado otimizar os cuidados em todas as etapas deste estudo, existem ainda algumas limitações:

- O estudo foi realizado num único centro. Por isso, a população do estudo pode não representar toda a comunidade
- Tratou-se de um estudo não aleatório.
- Apesar do esforço máximo do investigador, devido a limitações de tempo e de recursos, a dimensão da amostra foi relativamente pequena; uma dimensão maior da amostra teria permitido obter melhores resultados.
- Técnica de TC relativamente dispendiosa.

Recomendações

- Mais estudos envolvendo múltiplos centros com uma amostra de maior dimensão.
- Aplicação do índice de gravidade da TC durante o relatório.

Bibliografia

Andersson R, Andren-Sandberg A. Fatal acute pancreatitis. Características dos doentes que nunca chegam ao hospital. Pancreatology 2003; 3: 64-66.

Ascher S, Semelka R, Brown J. Pancreas, spleen, bowel, and peritoneum. (1996). In: Edelman RR, Hesselink JR, Zlatkin MB, eds. Clinical Magnetic Resonance Imaging. Vol 2. 2ª edição. Philadelphia: WB Saunders Co. pp. 1564-1609.

Alhajeri A, Erwin S. Acute pancreatitis: value and impact of CT severity index (Pancreatite aguda: valor e impacto do índice de gravidade da TC). Abdom Imaging 2008; 33(1): 18-20.

Balthazar EJ, Robinson DL, Megibow AJ, Ranson JHC. Acute Pancreatitis: Value of CT in Establishing Prognosis. Radiologia, 174:331-336.

Balthazar EJ. Pancreatite aguda: Assessment of Severity with Clinical and CT Evaluation. Radiologia 2002; 223: 603-613.

Banks PA. Epidemiologia, história natural e preditores do resultado da doença na pancreatite aguda e crónica. Gastrointest Endosc. 2002; 56(6): 226-230.

Banks PA. Directrizes práticas para a pancreatite aguda. Am J Gastroenterol , 1997; 92: 377-386.

Bennett PH, LeRoith D, Taylor SI, Olefky JM. (2000). Diabetes mellitus: A fundamental and clinical text. Lippincott Williams & Wilkins. pp.544-548.

Bhatt VR, Koirala A, Wetz RV, Kedia S, Ghimire P. Tamponamento cardíaco na pancreatite aguda. BMJ, 2011; 10: 3287-3290.

Bollen TL, Santvoort HCV, Besselink MG, Leeuwen MSV, Horvath KD, Freeny PC, Gooszen HG. The Atlanta Classification of acute pancreatitis revisited. Pancreas 2006; 33: 448-449.

Carlson D, Bruce M. (2004). Human embryology and developmental biology (Embriologia humana e biologia do desenvolvimento). St. Louis: Mosby. pp. 372-4.

Casas JD, Diaz R, Valderas G, Mariscal A, Cuadras P. Prognostic Value of CT in the Early Assessment of Patients with Acute Pancreatitis. AJR 2004; 182(3): 569-574.

Corfield AP, Cooper MJ, Williamson RCN. Prediction of severity in acute pancreatitis: prospective comparison of three prognostic indices (Previsão da gravidade da pancreatite aguda: comparação prospetiva de três índices de prognóstico). Lancet 1985; 2: 403-407.

Cox CD, Tsikouris JP. Prevenindo a Nefropatia por Contraste: Qual é a melhor estratégia? Journal of Clinical Pharmacology 2004; 44: 327-337.

David C. Acute pancreatitis. N Engl J Med. 2006; 354: 2142-2150.

De Sanctis JT, Lee MJ, Gazelle GS, Boland GW, Halpern EF, Saini S, Mueller PR. Indicadores de prognóstico na pancreatite aguda: CT vs APACHE II. Clin Radiol. 1997; 52(11): 842-848.

De Waele JJ, Delrue L, Hoste EA, De Vos M, Duyck P, Colardyn FA. Extrapancreatic inflammation on abdominal computed tomography as an early predictor of disease severity in acute pancreatitis: evaluation of a new scoring system, Pancreas, 2007; 34: 185-190.

Eland IA, Sturkenboom MC, van der Lei J,Wilson JH, Stricker BH. Incidence of acute pancreatitis. Scand J Gastroenterol 2002; 37: 124-130.

Fagon JY, Chastre J, Novara A, Medioni P, Gibert C. Caracterização dos pacientes das unidades de cuidados intensivos utilizando um modelo baseado na presença ou ausência de disfunções orgânicas e/ou infeção: o modelo ODIN. Intensive Care Med 1993; 19: 137144.

Floyd A, Pedersen L, Nielsen GL, Thorladcius-Ussing O, Sorensen HT. Tendências seculares na incidência e fatalidade de casos de pancreatite aguda em 30 dias no condado de North Jutland, Dinamarca: um estudo baseado em registos de 1981 a 2000. Scand J Gastroenterol 2002; 37: 1461-1465.

Freeny PC. Tomografia computorizada dinâmica incremental em bolus da pancreatite aguda. Int J Pancreatol 1993; 13(3): 147-158.

Frey C, Zhou H, Harvey D, White RH. A co-morbilidade é um forte preditor de morte precoce e de falência de vários órgãos em doentes com pancreatite aguda. J Gastrointest Surg 2007; 11: 733-742.

Frossard LJ, Lescuyer P, Pastor CM. Evidência experimental da obesidade como fator de risco para pancreatite aguda grave. World J Gastroenterol 2009; 15(42): 5260-5265.

Gardner TB, Vege SS, Chari ST, Pearson RK, Clain JE, Topazian MD, Levy MJ, Petersen BT. The effect of age on hospital outcomes in severe acute pancreatitis. Pancreatology 2008; 8(3): 265-270.

Gipson T, Suzannep Z. Acute Pancreatitis: Diagnóstico, Prognóstico e Tratamento.

Am Fam Physician 2007; 75 (10): 1513-1520.

Gonzalez-Perez A, Schlienger RG, Rodriguez LAG. Pancreatite aguda em associação com diabetes tipo 2 e medicamentos antidiabéticos: um estudo de coorte de base populacional. Diabetes Care 2010; 33: 2580-2585.

Hayes PC, Simpson KJ, Garden OJ (2006). Trato Alimentar e Pancreático Doenças. Palmer KR, Penman ID, Paterson-Brown S. Editor. Davidson's Principles and Practical Medicine. 20ª edição. Churchill Livingstone: Edimburgo: pp. 899-1023.

Hjelmqvist B, Wattsgard C, Borgstrom A, Lasson A, Nyman U, Aspelin P, Ohlsson K. Diagnóstico precoce e classificação da pancreatite aguda. Digestion 1989; 44: 177-183.

Imrie CW. Indicadores de prognóstico na pancreatite aguda. Can J Gastroenterol. maio de 2003; 17(5): 325-328.

Ishikawa K, Idoguchi K, Tanaka H, Tohma Y, Ukai I, Watanabe H, Matsuoka T, Yokota J, Sugimoto T. Classification of acute pancreatitis based on retroperitoneal extension: application of the concept of interfascial planes. Eur J Radiol. 2006; 60(3): 445-52.

Koo BC, Chinogureyi A, Shaw AS. Imagiologia da pancreatite aguda. Jornal Britânico de Radiologia 2010; 83:104-112.

Lai SW, Muo CH, Liao KF, Sung FC, Chen PC. Risco de pancreatite aguda na diabetes tipo 2 e redução do risco com medicamentos anti-diabéticos: um estudo de coorte de base populacional em Taiwan. Am J Gastroenterol 2011; 106 (9): 1697-704.

Lankisch PG, Weber-Dany B, Maisonneuve P, Lowenfels AB. Frequência e gravidade da pancreatite aguda em doentes em diálise crónica. Nephrol Dial Transplant. 2008; 23: 1401-1405.

Larvin M, Mcmahon MJ. Apache-II Score for Assessment and Monitoring of Acute Pancreatitis (Pontuação Apache-II para avaliação e monitorização da pancreatite aguda). The Lancet 1989; 334(6): 201-205.

Lempinen M, Kylanpaa-Back M, Stenman U, Puolakkainen P, Haapiainen R, Finne P, Korvuo A, Kemppainen E. Predicting the Severity of Acute Pancreatitis by Rapid Measurement of Trypsinogen-2 in Urine. Clinical Chemistry 2001; 47(12): 21032107.

Leung TK, Lee CM, Lin SY, Chen HC, Wang HJ, Shen LK, Chen YY. O índice de gravidade da tomografia computorizada de Balthazar é superior aos critérios de Ranson e ao sistema de pontuação APACHE II na previsão do resultado da pancreatite aguda. World J Gastroenterol. 2005; 11 (38): 6049-6052.

Li H, Qian Z, Liu Z, Liu X, Han X, Kang H. Factores de risco e resultado da insuficiência renal aguda em doentes com pancreatite aguda grave. J Crit Care 2010; 25 (2): 225-229.

Lloret Linares C, Pelletier AL, Czernichow S, Vergnaud AC, Bonnefont-Rousselot D, Levy P, Ruszniewski P, Bruckert E. Acute pancreatitis in a cohort of 129 patients referred for severe hypertriglyceridemia. Pancreas 2008; 37: 13-20.

Martinez J, Johnson CD, Sanchez-Paya J, de Madaria E, Robles-Diaz G, Pérez-Mateo M. Obesity is a definitive risk fator of severity and mortality in acute pancreatitis: an updated meta-analysis. Pancreatology 2006; 6 (3): 206-209.

Matull WR, Pereira SP, O'Donohu JW. Marcadores bioquímicos da pancreatite aguda. J Clin Pathol 2006; 59: 340-344.

Mergener J, Baillie J. Acute pancreatitis. BMJ 1997; 316: 44-48.

Mortele KJ, Wiesner W, Intriere L, Shankar S, Zou KH, Kalantari BN, Perez A, vanSonnenberg E, Ros PR, Banks PA, Silverman SG. A modified CT severity index for evaluating acute pancreatitis: improved correlation with patient outcome. AJR Am J Roentgenol. 2004; 183(5): 1261-1265.

Munoz A, Katerndahl DA. Diagnosis and management of acute pancreatitis. Am Fam Physician 2000; 62 (1):164-74.

Noel RA, Braun DK, Patterson RE, Bloomgren GL. Aumento do risco de pancreatite aguda e doença biliar observado em pacientes com diabetes tipo 2: um estudo de coorte retrospetivo. Diabetes Care 2009; 32: 834-838.

Otsuki M, Hirota M, Arata S, Koizumi M, Kawa S, Kamisawa T, Takeda K, Mayumi T, Kitagawa M, Ito T, Inui K, Shimosegawa T, Tanaka S, Kataoka K, Saisho H, Okazaki K, Kuroda Y, Sawabu N, Takeyama Y. TheResearch Committee of Intractable Diseases of the Pancreas Consensus of primary care in acute pancreatitis in Japan", World J Gastroenterol 2006; 12 (21): 3314-3323.

Pascual-Ramos V, Duarte-Rojo A, Villa AR, Hernandez-Cruz B, Alarcon-Segovia D, Alcocer-Varela J, Robles-Diaz G. Systemic lupus erythematosus as a cause and prognostic fator of acute pancreatitis. J Rheumatol 2004; 31: 707-711.

Pastor CM, Matthay MA, Frossard JL. Lesão Pulmonar Aguda Associada à Pancreatite. Chest 2003; 1249 (6): 2341-2351.

Ranson JHC, Ross DF, Fink SD. Insuficiência respiratória precoce na pancreatite aguda. Ann.Surg 1973; 178 (1): 75-79.

Saeed AE , Mostafa A, Eldawi N, Sabib A. Saudi Journal of Gastorentrology 2008; 14: 20-23.

Satoh K, Shimosegawa T, Masamune A, Hirota M, Kikuta K, Kihara Y, Kuriyama S, Tsuji I, Satoh A, Hamada S. Inquérito epidemiológico a nível nacional sobre pancreatite aguda no Japão. Pancreas 2011; 40: 503-507.

Shen HN, Lu CL, Li CY. Efeito da diabetes na gravidade e mortalidade hospitalar em pacientes com pancreatite aguda: um estudo nacional de base populacional. Diabetes Care 2012; 35 (5): 1061-1066.

Siegel MJ, Sivit CJ. Emergências pancreáticas. Radiol Clin North Am. Jul 1997; 35 (4): 815-814.

Simchuk EJ, Traverso LW, Nukui Y, Kozarek RA. O índice de gravidade da tomografia computorizada é um fator de previsão dos resultados da pancreatite grave. Am J Surg 2000; 179 (5): 352-355.

Singla A, Csikesz NG, Simons JP, Li YF, Ng SC, Tseng JF, et al. Volume hospitalar nacional em pancreatite aguda: análise da Nationwide Inpatient Sample 19982006. HPB 2009;11 (5): 391-397.

Soumitra R, Eachempati MD, Lynn J, Hydo RN, Philip S. Severity Scoring for Prognostication in Patients with Severe Acute Pancreatitis. Arch Surg 2002; 137: 730-736.

Sutton D. (2002). The Pancreas. Murfitt J, W. Richard, J A Philip, Mason R. Editor. Textbook of Radiology and Imaging Ed. 6th . Londres. pp. 814-819.

Telem DA, Bowman K, Hwang J, Chin EH, Nguyen SQ, Divino CM. Gestão selectiva de doentes com pancreatite biliar aguda. J Gastrointest Surg 2009; 13 (12): 2183-2188.

Tenner S, Steinberg WM. Acute Pancreatitis, Feldman M, Friedman LS, Brandt LJ, (eds),Gastrointestinal and liver disease.9th edn, Saunders Elsevier, Philadelphia. p. 959.

Whitcomb DC, Yadav D, Adam S. Multicenter approach to recurrent acute and chronic pancreatitis in the United States: the North American Pancreatitis Study 2 (NAPS2). Pancreatology 2008; 8(5): 520-531.

Whitcomb DC. Clinical practice: Pancreatite aguda. N Engl J Med 2006; 354(20): 2142-2150.

Yadav D, Lowenfels AB. Tendências na epidemiologia do primeiro ataque de pancreatite aguda: uma revisão sistemática. Pancreas 2006; 33 (4): 323-330.

APÊNDICES
Apêndice - I

FORMULÁRIO DE CONSENTIMENTO INFORMADO PARA O SUJEITO

TÍTULO DO ESTUDO DE INVESTIGAÇÃO: CORRELAÇÃO ENTRE ÍNDICE DE GRAVIDADE DA TOMOGRAFIA COMPUTORIZADA MODIFICADA E EVOLUÇÃO CLÍNICA DO DOENTE NA PANCREATITE AGUDA

INVESTIGADOR PRINCIPAL: DR. MD. MOFAZZAL SHARIF

Eu, Sr./Sra., ao dar o meu consentimento informado, participo de livre vontade no estudo efectuado pelo Dr. . Depois de conhecer as finalidades e os objectivos do estudo, estou plenamente convencido dc que, durante o estudo, não sofrerei de problemas físicos e psicológicos graves. Estou também informado de que este estudo foi realizado nos países desenvolvidos de forma segura e que a minha participação trará resultados frutuosos que serão benéficos para a maioria dos doentes no nosso país. Por conseguinte, concordo em participar no estudo voluntariamente, sem qualquer preconceito. Tenho o direito de me retirar deste estudo em qualquer altura. Não receberei qualquer benefício financeiro. Compreendi que os meus dados pessoais, registos médicos e análises laboratoriais serão mantidos estritamente confidenciais e serão utilizados apenas para fins de investigação.

AssinaturaData   :

Nome e endereço

(সম্মতি পত্র)

আমি .... এই মর্মে সজ্ঞানে, সুস্থ মনে

লিখিত সম্মতি প্রদান করছি যে, আমার এই পরীক্ষা নিরীক্ষা নিয়ে **ডাঃ**

.... এর গবেষণা কাজে অংশ নিতে রাজী আছি।

আমাকে গবেষণার পদ্ধতি, ঝুকি এবং এর উপকারিতা সম্পর্কে বিস্তুরিত জানানো হয়েছে। এ

গবেষণায় আমার ভুমিকা সম্পর্কে আমি সম্যক ধারনা পেয়েছি। আমাকে এও বলা হয়েছে যে আমি এ

গবেষনায় অংশগ্রহন না করি তাতেও আমার কোন অসুবিধা হবে না। আমার ব্যক্তিগত তথ্যদি,

চিকিৎসা সংক্রান্ড দলিল এবং ল্যাবরেটরি পরীক্ষার ফলাফল সম্পূর্ন গোপন রাখা হবে এবং তা

কেবলমাত্র গবেষণার কাজেই ব্যবহার করা হবে। আমি কোনরূপ ভ্রান্ড ধারনা ব্যতিরেকে স্বেচ্ছায় এ

গবেষণায় অংশগ্রহনে সম্মতি হয়েছি।

সাক্ষাৎকার গ্রহণকারীর স্বাক্ষর: অংশগ্রহণকারীর স্বাক্ষর   স্বাক্ষীর স্বাক্ষর

তারিখ: বৃদ্ধাঙ্গুলির ছাপ   তারিখ:

                                      তারিখ:

Apêndice II

Questionário

CORRELAÇÃO ENTRE O
ÍNDICE DE GRAVIDADE DA TOMOGRAFIA COMPUTORIZADA MODIFICADA
E A EVOLUÇÃO CLÍNICA DO DOENTE EM SITUAÇÕES AGUDAS
PANCREATITE

(A) Dados relativos aos doentes

1. Nome:
2. Idade: Anos.
3. Sexo [1] M [2] F.

(B)História do doente

4. Antecedentes de pancreatite aguda [01] Sim [02] Não
[Se sim, mês de regresso   , hora .... do   ataque]
5. Antecedentes familiares [01] Sim [02] Não
6. História de HTN. [01] Sim [02] Não
7. História de [1] Pedra na vesícula[2] Consumo de álcool[3]Pós CPRE[4] Pós-cirurgia[5]
Trauma[6] Medicamentos (Tiazida, Azatioprina)[7] Infeção viral[8] Insuficiência renal[9]
Transplante de órgãos.

(C) Características clínicas

8. Dores abdominais...
Sítio
Tipo
Gravidade
Duração
Modo de início
Fator de reanimação
Fator agravante-
9. Distensão abdominal [01] Sim [02] Não
10. Descoloração da gordura [01] Sim [02] Não

(D) Exame físico geral

11. Aparência...................
12. Construído..................
13. Estado nutricional........
14. Icterícia.....................
15. ... PA/mmof ....Hg.
16. Temperatura...............
17. Edema [01] Sim [02] Não

(E) Investigação laboratorial

18. Hb%...........
19. ERS .... Mm em 1st Hr.
20. TCcmm de sangue.
21. SGOT ...
22. SGPT ...
23. Amilase sérica ....
24. Lipase sérica ...
25. Creatinina sérica ....
26. RBS ...
27. Nível de cálcio ....
28. Po2 ....
29. LDH ....

(F) Parâmetros de resultados

30. ....Dias de internamento hospitalar   .
31. Intervenção cirúrgica [01] Sim [02] Não
(Se sim, qual o procedimento ....)
32. Evidência de infeção em qualquer órgão [01] Sim [02] Não (Cultura positiva, Febre>100 F)
33. Evidência de falência de órgãos
[1] Insuficiência respiratória [01] Sim [02] Não
[2] Falhas no CVS [01] Sim [02] Não
[3] Insuficiência renal [01] Sim [02] Não
[4] Falha do SNC [01] Sim [02] Não
[5] Insuficiência hepática [01] Sim [02] Não
[6] Falha do sistema hematológico [01] Sim [02] Não **(G) Índice de gravidade da TAC**
1. Ligeiro (0-2)
2. Moderado (4-6)
3. Grave (8-10)

	Nenhum	0
Inflamação do pâncreas	Sem envolvimento da gordura peripancreática	2
	Com envolvimento da gordura peripancreática	4
Pancreático	Nenhum	0
Necrose	< 30%	2
	> 30%	4
Complicação extra pancreática		2

Assinatura do investigador

Apêndice III

Fórmulas estatísticas:

$$\text{Mean } (\overline{X}) = \frac{x_1 + x_2 + \dots + x_n}{n}$$

$$SE = \sqrt{\frac{\sum d^2}{n(n-1)}}$$

Onde, d=soma dos desvios ao quadrado
n=número total de observações
Teste Kappa:

$$X^2 = \sum \frac{(O - E)^2}{E}$$ O=Observed value

E= Expected value

$$\text{Formula of E} = \frac{RowTotal \, X \, ColumTotal}{GrandTotal}$$

d.f= (Row-1) X (Column-1)

Uma lista mais completa da forma como o Kappa pode ser interpretado é apresentada no quadro seguinte - o Kappa é efectuado a partir do teste do qui-quadrado.

Kappa	Interpretação
< 0	Mau acordo
0.0 - 0.20	Ligeiro acordo
0.21 - 0.40	Acordo justo
0.41 - 0.60	Acordo moderado
0.61 - 0.80	Acordo substancial
0.81 - 1.00	Acordo quase perfeito

Teste de regressão linear simples:

Equação de regressão(y) = a + bx

Declive(b) $= (N\Sigma XY - (\Sigma X)(\Sigma Y)) / (N\Sigma X^2 - (\Sigma X)^2)$

Interceção(a) $= (\Sigma Y - b(\Sigma X)) / N$

onde

x e y são as variáveis.

b = O declive da reta de regressão

a = O ponto de interceção da reta de regressão e do eixo dos y.

N = Número de valores ou elementos

X = Primeira pontuação

Y = Segunda pontuação

ΣXY = Soma do produto da primeira e da segunda pontuação

ΣX = Soma das primeiras pontuações

ΣY = Soma das segundas pontuações

ΣX^2 = Soma dos quadrados das primeiras pontuações

Apêndice IV
Fluxograma do estudo

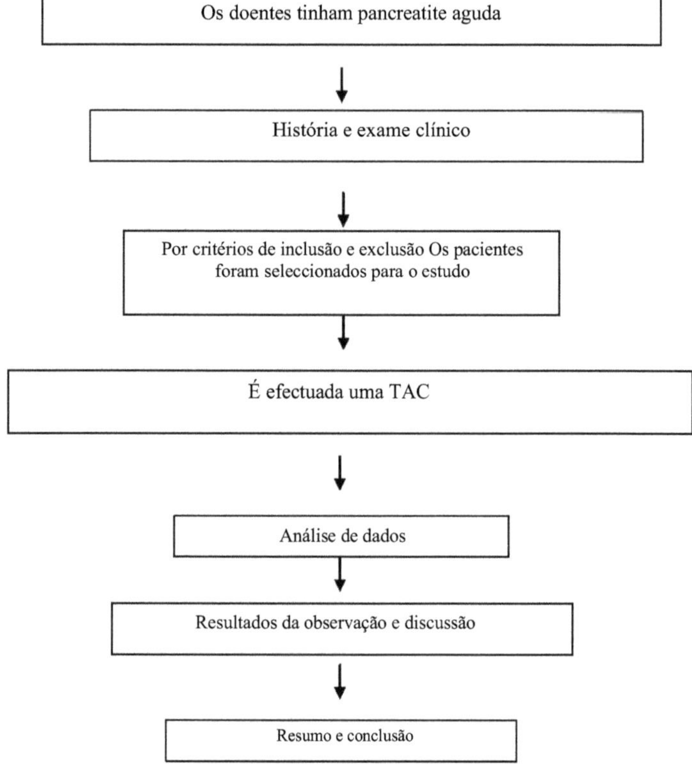

Apêndice V - Ilustrações

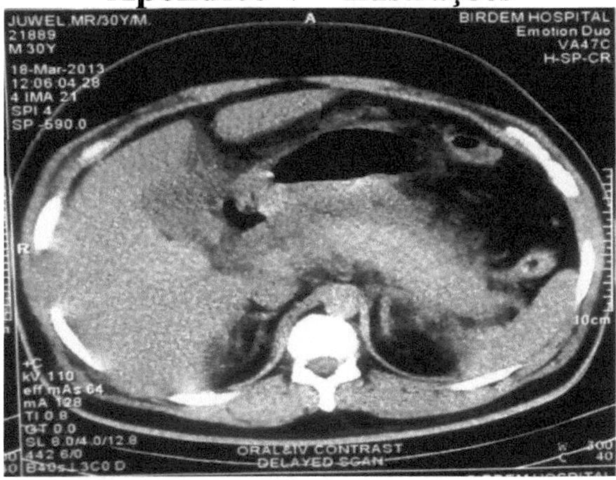

**Inflamação pancreática intrínseca ligeira com
inflamação da gordura
peripancreática= 2 pontos**

Um indivíduo do sexo masculino, de 30 anos de idade, com suspeita clínica de pancreatite aguda com níveis elevados de amilase sérica, foi classificado como 2 (pancreatite aguda ligeira) com base no índice de gravidade da TAC modificado.
Os indivíduos tiveram uma remissão completa em 4 dias sem qualquer complicação.

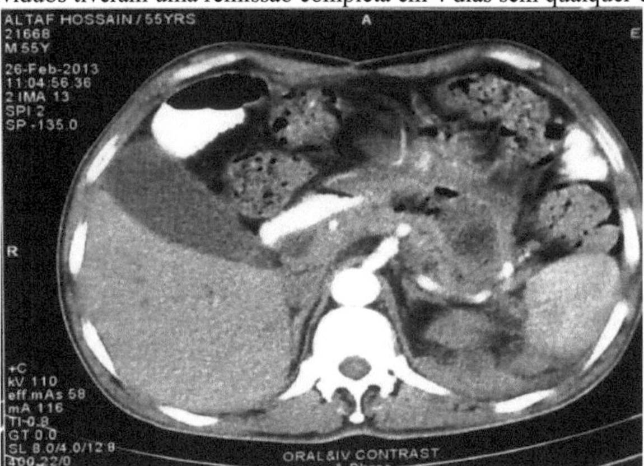

**Inflamação pancreática intrínseca com gordura peripancreática
inflamação= 2 pontos
Necrose pancreática<30%= 2 pontos
Derrame pleural ligeiro do lado esquerdo=2 pontos**

Paciente do sexo masculino, 56 anos, com suspeita clínica de pancreatite aguda com níveis elevados de amilase sérica, classificada como 6 (pancreatite aguda moderada) no índice de gravidade da TAC.
Os indivíduos tiveram um choque na admissão e permaneceram no hospital durante 7 dias.

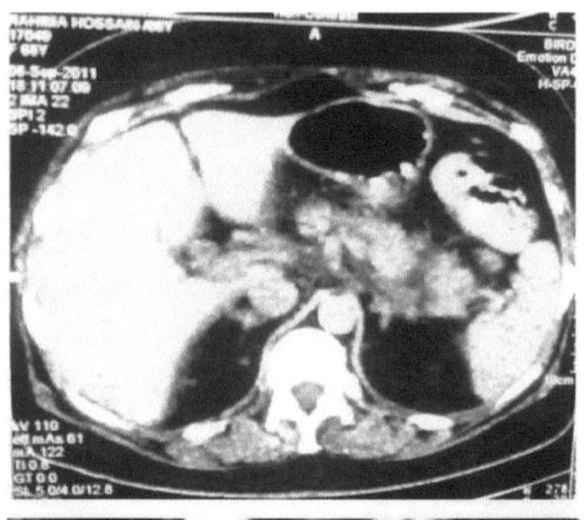

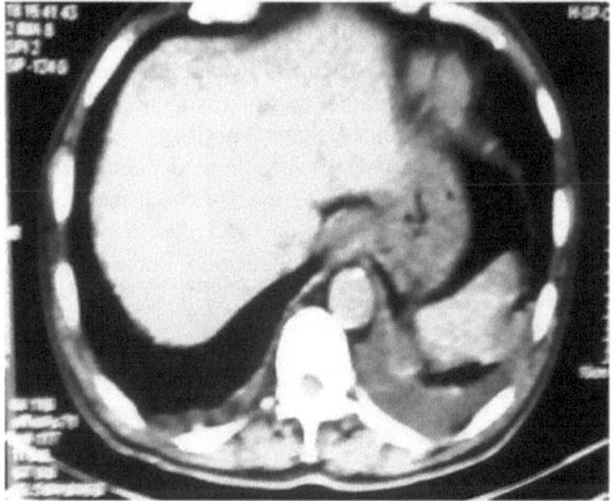

Inflamação da gordura peripancreática= 2 pontos
Necrose pancreática>30%= 4 pontos
Derrame pleural moderado do lado esquerdo=2 pontos

Um indivíduo do sexo feminino, de 66 anos de idade, com choque e insuficiência respiratória e suspeita de pancreatite aguda, apresentava um nível elevado de amilase sérica e uma pontuação de 8 (pancreatite aguda grave) no índice de gravidade da TAC.
Os indivíduos permaneceram no hospital durante 11 dias.

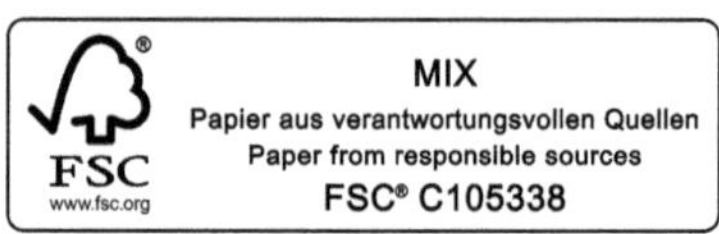